国家古籍出版

专项经费资助项目

100种珍本古医籍校注集成

质问本草

清·吴继志 撰

尚文玲 王小岗 王 杨 校注

中医古籍出版社

图书在版编目（CIP）数据

质问本草/（清）吴继志撰；尚文玲，王小岗，王杨校注．－北京：中医古籍出版社，2012.6

（100种珍本古籍校注集成）

ISBN 978 - 7 - 5152 - 0156 - 6

Ⅰ．①质…　Ⅱ．①吴…②尚…③王…④王…　Ⅲ．①本草 – 考证

Ⅳ．①R281

中国版本图书馆 CIP 数据核字（2012）第 063430 号

100 种珍本古医籍校注集成

质问本草

清·吴继志　撰

尚文玲　王小岗　王　杨　校注

责任编辑　张　磊
封面设计　陈　娟
出版发行　中医古籍出版社
社　　址　北京东直门内南小街 16 号（100700）
印　　刷　北京金信诺印刷有限公司
开　　本　850mm×1168mm　1/32
印　　张　7.375
字　　数　136 千字
版　　次　2012 年 6 月第 1 版　2012 年 6 月第 1 次印刷
印　　数　0001～3000 册
书　　号　ISBN 978 - 7 - 5152 - 0156 - 6
定　　价　14.00 元

《100 种珍本古医籍校注集成》专家委员会

《100种珍本古医籍校注集成》编委会

序 一

中医药是中华民族的瑰宝，在我国各族人民长期的生产生活实践和与疾病作斗争中逐步形成并不断丰富发展，为中华民族的繁衍昌盛做出了重要贡献。作为中国特色医药卫生体系的重要组成部分，至今仍在维护人民健康中发挥着独特作用。中医药天地一体、天人合一、天地人和、和而不同的思想基础，整体观、系统论、辨证论治的指导原则，以人为本、大医精诚的核心价值，不仅贯穿于中医药对生命、健康和疾病的认知理论和防病治病、养生康复的临床实践，而且深刻地体现了中华民族的认知方式、价值取向和审美情趣，具有超前性和先进性。随着健康观念变化和医学模式转变，中医药越来越显示出其宝贵价值、独特优势和旺盛的生命力。

中医药古籍作为保存和传播中医药宝贵遗产的知识载体，记载了几千年来医药学家防病治病的临床经验、方药研究成果和医学理论体系，是不可再生的珍贵资源，是中医药学继承、发展、创新的源泉，具有重要的历史、文化和科学价值。但是由于种种原因，中医药古籍的保护、整理与利用状况令人担忧。这些珍贵的典籍有的流失海外，国内已不存；有的尘封闭锁，不为人所知所用；有的由于多年的自然侵蚀和保管条件缺乏而面临绝本的危险。抢救和保护好这些珍贵的历史文化遗产已刻不容缓。

国家十分重视中医药古籍的保护、整理和利用。《国务院关于扶持和促进中医药事业发展的若干意见》明确指出，要做好中医药继承工作，开展中医药古籍普查登记，建立综合信息数据库和珍贵古籍名录，加强整理、出版、研究和利用，为做好中医药古籍保护、整理和利用工作指明了方向。近年来，国家中医药管理局系统组织开展了中医药古籍文献整理研究。中国中医科学院在抢救珍贵的中医药孤本、善本古籍方面开展了大量工作，中医古籍出版社先后影印出版了大型系列古籍丛书、珍本医书、经典名著等，在中医古籍整理研究及出版方面积累了丰富的经验。此次，中医古籍出版社确立"100 种珍本古医籍整理出版"项目，组织全国权威的中医药文献专家，成立专门的选编工作委员会，多方面充分论证，重点筛选出学术价值、文献价值、版本价值较高的 100 种亟待抢救的濒危版本进行校勘整理和出版，对于保护中医药古籍，传承祖先医学财富，更好地为中医药临床、科研、教学服务，弘扬中医药文化都具有十分重要的意义。衷心希望中国中医科学院、中医古籍出版社以整理研究高水平、出版质量高标准的要求把这套中医药古籍整理出版好，使之发挥应有的作用。也衷心希望有更多的专家学者能参与到中医药古籍的保护、整理和利用工作中来，共同为推进中医药继承与创新而努力。

中华人民共和国卫生部副部长
国家中医药管理局局长　　王国强
中华中医药学会会长

2010 年 1 月 6 日

序　二

中医药学以临床疗效为基础，在累代实践、认识的观察链条中凝结着珍贵的生命科学知识。这些知识记载在中医药古籍文献中，如震惊世界科技界并获 1992 年中国十大科技成就奖之一的青蒿素就是受距今 1600 多年前晋代医家葛洪《肘后备急方》中记载启示研制成功的。因此可以说，中医药学的创新离不开古医籍文献。换句话说，中医药古籍文献是中医药学发展的源头活水。要想很好地发掘利用中医古文献，其前提就是对其进行整理研究。然而，大量古医籍未得到应有的整理和出版，中医古籍中蕴藏的丰富知识财富未得到充分的研究与利用，极大地影响了中医学的继承发展以及特色优势的保持与发挥。为使珍贵中医典籍保存下来，并以广流传，服务于中医临床、科研及教学，中医古籍的整理、研究及出版具有非常意义。

《国务院关于扶持和促进中医药事业发展的若干意见》指出，中医药（民族医药）是我国各族人民在几千年生产生活实践和与疾病作斗争中逐步形成并不断丰富发展的医学科学，为中华民族繁衍昌盛做出了重要贡献，对世界文明进步产生了积极影响。新中国成立特别是改革开放以来，党中央、国务院高度重视中医药工作，中医药事业取得了显著成就。但也要清醒地看到，当前中医药事业发展还面临不少问题，不能适应人民群众日益增长的健康需求。意见明确提出："做好中医药继承工作。开展中医药古籍普查登记，建立综合信息数据库和珍贵古籍名录，加强整理、出版、研究和利用。"

中医古籍出版社承担的"100种珍本古医籍整理出版项目"，是集信息收集、文献调查、鉴别研究、编辑出版等多方面工作为一体的系统工程，是中医药继承工作的具体实施。其主要内容是经全国权威的中医文献研究专家充分论证，重点筛选出学术价值、文献价值、版本价值较高的100种亟待抢救的濒危版本、珍稀版本中医古籍以及中医古籍中未经近现代整理排印的有价值的，或者有过流传但未经整理或现在已难以买到的本子，进行研究整理，编成中医古籍丛书或集成，进而出版，使古籍既得到保护、保存，又使其发挥作用。该项目可实现3项功能，即抢救濒危中医古籍，实现文献价值；挖掘中医古籍中的沉寂信息，盘活中医药文献资料，并使其展现时代风貌，实现学术价值；最充分地发挥中医药古代文献中所蕴含的能量，为中医临床、科研及教学服务，实现实用价值。

当前，中医药事业正处在战略发展机遇期，愿"100种珍本古医籍整理出版项目"顺利进行，为推动中医药事业持续健康发展、弘扬中华文化作出应有的贡献。

中国中医科学院首席研究员 曹洪欣

2011年3月6日

4

校注说明

　　《质问本草》，药物学著作，9 卷，清·吴继志（子善）撰，刊于 1789 年。本书是作者采集琉球群岛的各种草木药物，亲自写生绘图，如果不能清楚描绘，即带回盆栽，仔细观察，甚至携带实物数百种到福建、北京等地广泛咨询老药工、药农，如此历时 12 年，共咨询中国大陆学者 45人，反复鉴定而后成书。共收药物 160 种，其中内篇 4 卷，收药 41 种，以常用内治药物为主；外篇 4 卷，收药 97 种，多属于外治的民间药；附录 1 卷，收载 22 种，属于不能移植或不知其状的药物。

　　书中各药，每物一图，皆系写生，插图精致，描绘精确翔实，正文记产地、形态、花果期，后列所质询诸家之说，述其形态、功用、别名等。该书以本草为名，实为一地方植物调查记录，内容为反复咨询后所作的鉴定按语。

　　本书除插图精致外，其序跋亦颇具特色，各类书牍序跋共计三十篇，文辞晓畅，本次点校适当加注，适合朗读诵习。

　　《质问本草》今存日本天保八年精刻本，1984 年中医古籍出版社曾影印出版。今以日本天保八年丁酉（1837年）刻本萨摩府学藏版为底本，进行点校整理，改繁就简，加以句读，横排出版。作凡例说明如下：

1. 原书竖排，今版右改为上，左改为下；

2. 原书繁体，今版繁简字、异体字径改，不出注；

3. 书中中医药专业用语，遵目前习惯语汇改出，文中不复赘述；

4. 书中难字及生僻语汇，均出注解释；

5. 书中引文有误者，出注改之。

校注者

序

萨摩世子少将君见，示其所刊《质问本草》，且征鄙言，其书为琉球学士吴继志所著。继志，字子善，在安永天明之间，精究物产，采本土及土噶剌、掖玖①诸岛所产奇卉异草，摹写其形，并附注记。每岁托其使人往清者，广质之于燕京福省诸处，往复辨证，犹有未晰者，至盆种而往。书凡八卷，经十二年而成，近世赭鞭②之学，大阐著述之多，盈箧笥，溢屋宇，独求其信而有征者，盖未有如此书也。故三位入道君夙得而喜之，命其药园署总裁村田经舻，备加校订，附以和训，欲以刊布疆内，使审知其良毒主治，而用舍之，业未卒下世。少将为其嫡曾孙，意深惜焉，命复校之，遂上梨枣以成其遗志。云：余以为萨之为藩，内领三州，外统琉球诸岛，于关西诸国最为重镇，其劳徕勤恤之政，尤不可忽也。今一草一木之微，苟有益于民，不敢鲁莽。

---

① 土噶喇、掖玖：均为琉球诸岛岛名。

② 赭鞭：即赤色的鞭，因神农氏为火德之帝，故用赤鞭，神农氏以赭鞭鞭草木，始尝百草，始有医药。

1

父祖所创，子孙述之，必至成就而止。小者犹然，大者可知矣。其享大国奕世济美，岂偶然哉？而他日少将之抚封修明旧业，益隆其祖宗之基，又可预卜也。余辱托末契相欢之日久，及是书之成，乌得无言乎？乃不辞而为之序。

　　　　　天保六年岁在乙未秋七月
　　　　　伊贺侍从藤原高猷撰

质问本草序

少将萨藩世子麟洲君，一日谓余曰："琉球学士吴继志所著《质问本草》，吾曾祖南山得而喜之，若得一真珠船，深秘诸帐中，不啻中郎《论衡》，嗣后有刊布封内之意，未果而殁，是以得见其书者或寡矣。然世所传《质问本草》者，不知何物狡儿，窃夺抄录，落之人间。验其为书，鱼鲁亥豕，不一而足。吾恐因讹踵陋，辗转迷谬，莫之是正，遂致误食蟛蜞①之患，其为害不鲜。今也欲命侍臣厘定文字，刊布于世，以继乃曾祖之遗志，请君序之。"余曰："大哉举也！夫吾邦赭鞭者流，大率考诸华人所录，征诸其所图，以识其为某物，隔靴搔痒，抑亦远矣。是书则否，虽曰卉木之微，必亲质诸华人，必面问其形状，必核其实而止，然后乃今物则中矣，名则信矣，推之千里之外而不谬，传之千古之后而不罔。呜呼，若是书，可谓于赭鞭学，殆乎无复余蕴矣。夫为世鸿宝，固不俟赘，何止赭鞭者流？苟有意乎毓民摄生者，可不置是书于案头乎哉？君之刊布不亦

---

① 蟛蜞：音彭琦，属甲壳纲，方蟹科，学名相手蟹。

宜乎？若夫继乃曾祖君之遗志，孝也；又使人无误食蝤
蛑之患，仁也。仁且孝，君之举，于是乎为大矣！岂如
稗官野乘徒罪梨枣者比乎哉？虽君无请，余固将为序
之，乃不自揣，敢叨弁髦于卷端云。

天保五年阏逢①敦牂②孟冬月

益斋菅原利保撰
河三亥书

---

① 阏逢：音烟朋，天干中甲的别称。
② 敦牂：音吨脏，地支中午的别称。

质问本草例言

自神农氏尝药以来，赭鞭之学，广被八方，家传弘景之学，人奉东璧之书，深林丛箐，搜索无遗，远岛遐荒，剔抉殆尽，至今大明于世焉。然世历沿革，地异封疆，故其所云云，多出于传闻的然，鲜知其形状称谓，盖以疆域各异，问访难通，成学之艰，一在于此。继志虽不敏，忝居医员，于是采中山及掖玖诸岛所产草木瑰异，而名称未定者数百种，写真描生，并贴其物于旁，注以开落之候，别果、根、实等数件，岁限七八十种，以为一帖，远质之于福省及北京诸处。自乾隆四十六年辛丑至五十年乙巳即天明改元至五年也，其殊难辨者，种诸盆中以致焉。或易名问诘，或改性再难，亦疑其妄指。附以柴胡、芎䓖、女贞等确实无疑者，择其诸说，合同可信者，纂以为书。参伍往复，始命净写，蓄志之久，编辑之劳，良非一朝一夕之故也。

一　此书所载，实多僻奇，要不可皆以为用也。盖善书定说，更数十人待数百年而后定。故所无用于今，未必无用于后世焉。是以择其有效于内治而名称正者，置诸内篇；以其可施于外治及瑰异错杂者，列诸外篇。

此二篇之所以有别也。

一　如荔枝、龙眼、橄榄、枳实、使君子等二十二种，产于中山及掖玖诸岛者，与汉种殊无异特，以其不可移于他方，世或有不知其状者，故图其形，以附于后。

一　本文所载问辨交互，读者易迷，故今低行问书，以为区别。

一　此书之举，先欲以试其小成也，故未广搜遐索。若夫大成，则山产海错，无不悉载，南地北土，收拾无遗者，绘画之工，烂然盈目。然为力甚艰，断定未易，故期后日，如其所质问福省、北京诸子，具载各条，犹辑之于此，便浏览云。

京都　邓履仁　周之良　吴美山

江南　徐瞻泰　陆澍雨庄　陆素行太仆　蒋嵩三

浙江　卢建其　陆齐明　沈藻庭　邵元世

江西　许永枝　吴太茂　王隆盛　李旭

福建　潘文起贞蔚　石国侠家辰　孙琰景山　陈光汉倬为　冯岳溪　陈太枝　陈标文锦　李兴成　卢享春周天章　宋宜观　林大明　林其嵩殷垣　陈宜春金安蔡贺　郑茂庆　吴永都　徐观春　盛焕文　周名发　高林枝　高万年　徐淮子灵

广东　戴文煜道光　戴大培昌兰　杨国栋　陈得功

山西　段焕章　崔华年　张奂远

上诸家，所通询问。而陈宜春、郑茂庆、高林枝、徐瞻泰、吴永都、陆齐明、段焕章、崔华年、蒋嵩三、盛焕文等十名为漂客。

时宽政纪元己酉仲秋上澣
中山吴继志子善甫识

目　　录

1

质问本草外篇卷之三

质问本草外篇卷之四

质问本草附录

质问本草内篇卷之一

质问帖书牍及题跋

书牍

　　草木图状一卷，远呈之游学诸兄，敢烦兄等，有请福省及各所诸老先生，谨诉其素志如左。夫百器财，国用不遍，不关人命，蕉布以衣，螺壳以炊，不能无疾病，苟有疾病，不可无药种，纵令有药材，不辨其真伪，辄毒其肺腑，使人死非命，可畏之甚者也。于是弟与同志相谋，杜门谢客，黾勉①不已。本藩所产山草野木，或尝求之华夏，而所栽培，或令山北求之土噶喇、掖玖诸岛，悉图写之，且贴其真于其旁，以为一帖，岁七八十种，若百数种附之，贡船谨质其名性于福省及各所钜儒大医先生，积以岁月始卒，业将绝海穷民之救。夫本藩不啻天地间一芥子，是以典籍匮乏，又无博览广闻者，所得其土噶喇、掖玖诸岛草木，问之土人，亦是

----

　　① 黾勉：音敏免，勤勉努力意。

朱离鸠舌①，不足征也，故有此举。伏乞诸兄，为弟绍介质之诸老先生，而轮览十日，尽十五日为期，别以所附之素叶子一卷，与之每人，使其书本草所载正名、某异称、某俗称、某治、某症，亦各书某省、某乡、某姓名，委曲叮咛，使览者如示之掌上。冀得诸老先生之善说，笃信固守，异说咻之，端然不迁，使有志者，辨其真伪，从其症，投其剂，民人之救，不啻弟幸甚，实本藩幸甚！北向再拜，敢陈鄙悃，不胜瞻望，其亦以是语之于诸老先生。敢告兄等，切磋琢磨，萤雪莫懈，日月逝矣，岁不我延。时春尚寒，努力自爱，伏待回报。壬寅二月十三日。

通家弟吴继志顿首拜上

游学诸兄文几

陈文锦序

昔在循蜚，罔知药石，古传炎帝，方创医林。尝草木之由条，而分其物性；品水泉之甘苦，而酌其土宜。世鲜沉痼，民无夭札，迄沿黄帝，更号轩辕，咨岐伯而著《内经》，命巫彭而垂方饵，桐君赞治，俞跗识微，《本草》三编，《艺文》一录，上、中、下各殊其等，气、色、声并抉其幽。皇古风遥，神灵代渺，扁、卢而

---

① 朱离鸠舌：朱离，指西南少数民族的音乐；鸠（音决）舌，喻语言难懂。

外，和、缓以来，李当之始益纂修，陶弘景更加注释，李司空重订，苏长史请增，太祖命复校详，仁宗诏兼《证类》，由是目为奥典，从兹指作全书。溯汉及梁，自唐而宋，历代医宗百氏，累朝名手千家，然女萎、葳蕤，二物归一件，而南星、虎掌，一物分两名，三菻弗克判厥，目称八谷，未能辨其品汇。黄精即钩吻，《别录》还见差讹，百合即卷丹，《衍义》尚多舛谬。至若图形两处，苏亦欠明；又如菲菜，重标掌，仍不审。名流著作，非无偶误，汇分英哲，遍磨未免或淆品列，况挟管窥之见，谬凭蠡测之思，稽地道之所发生，考土膏之所蕃衍。十八省山川出产，待用无遗；千万邦风物较殊，取资不竭。遐陬僻壤，蜀广尤多，绝域外番，夭乔迭出，稗官之所不及纪，《纲目》之所不尽。详要之，地土未真，妍媸攸判，且或市廛①饰伪，气味全乖，收采非时，楛良异质，尾根并蓄，呼应弗灵，制造鲜精，施功定减，肥硗不一，主治莫何。所赖刀圭家辨其形性，宣通、补泻、燥湿、滑温之并调，尤藉青囊人审夫脉候，脏腑、经络、浮沉、升降之互防，子母弟兄，均须斟酌，君臣佐使，胥有权衡，五行生克，咸资二气，阴阳交济，斯能赈世，方涤病源。

今依贵国之画图，谨按叶根之采绘，间与医书相合，适偕本草不符。八十二条类折群分，一十六问详诠

---

① 廛：音缠，市中储藏、堆积和出售货物的地方。

3

细解，性疗奚症，品治何经，古号孰名，俗称那药，地宜之厚薄，药草之伪真，特嫌鱼目混珠，更恐碔砆^①淆玉。乃荒株芜卉，舆志靡登，而野草闲花，《山经》罕载，风雷雨露，沾被重轻，春夏秋冬，吐茹华实，滋生虽异，物性皆同。典医应切病情，用药还宜体谅。一一俱为诂释，条条共与疏明，开卷了然，展图朗若。爰副咨询于重华，向友聊供采择乎。继志吴兄，庶无亥豕之讹，并免鲁鱼之错差，足寿民而寿国，且堪济世以济生云尔。

乾隆四十七年岁次壬寅季冬腊月上澣

闽中琼河名标陈文锦题

潘贞蔚石家辰序二则

自黄帝使岐伯尝味草木，典医疗疾，而《经方》、《本草》之书出焉，其药有以形名、以色名、以气名、以味、以质、以时、以能名者。然美恶迥别，地道患其不真；气味全乖，市肆患其饰伪；良楛异质，收采患其非时。故古今著本草者，不下数百家，要必指示详明，考究渊博，庶可为卫生之一助，诚以用药固不可不慎也。

琉球国吴公，志切辨药，集中山诸岛素未知名之物，得八十有二种，取其花苗枝叶，曝晒完好，粘样册

---

① 碔砆：音武夫，为似玉的美石。

4

中，旁用彩笔图其形色，又区别泽生、野生、岩生、树生，萌于何时，花于何候，或经秋而零，或历冬不凋，穷形尽相而质名于余。余谫陋，何足尽草木之蕃变？因承明问，搜之图经，访之贾肆，其得以指名者，为细注于后。予虽不敢略为附会，然自航海而来，干枯之品，色味变易，不无疑似之虑。尚望用之者，再加考核，方足嘉惠斯人而无贻误。至其无从辨证者，或中华所不生，或药笼所不录，宁为缺疑，无为臆说。良以药不可不真，用药尤不可不慎，其敢矜言博洽而妄试品评也哉。

时乾隆四十有七年岁次壬寅立冬后六日
书于养正草堂
闽省候选同知潘贞蔚定
候选府知事石家辰参

潘贞蔚石家辰序

郁乎葱乎，中山草木之蕃变之，无以异于中华也。余以岐黄术，得见信于吴公。不谫陋，余屡图卉木相质证，曩曾举所知对矣。甲辰岁，复裒①五十种下询，夫非徒矜淹洽之谓，其谓天下无无用之物，凡惟夭惟乔，生于山岩涧谷间者，苟识其名，谙其性，皆可为药笼中一助，且取之岛中而足，无须数千里外航载之劳，省费

---

① 裒：音抔，聚集意。

省力，尤无算也。予美其嘉惠后人，悉心考订，其耳目所及者，则必证之本草诸书，名之说之，使无毫发之憾，其或介于疑似者，仍复缺而存之，以俟博雅之君子。非敢隐也，盖其慎也！

时乾隆四十九年岁次甲辰腊月四日

书于拾翠堂中

闽中候选州同潘贞蔚

候选府知事石家辰

陆澍序跋二则

余松江人也，郡为天医星照临之地，前时故多名医，如沈鲁珍、何时忠、潘耀先、车渭津、陈日贤、李揆文诸先生，啧啧人口矣。余生也晚，不及亲受诸先生之嫡传，而自弃儒就医以来，窃维方真尤贵药真，始足以疗病而济人，曾入山采集草根播种，审察枝叶花实，与肆中干药相符，的系何名何性，种类三百有余，里中济施，历有年所矣。庚子岁，偕王舍亲赴任闽中，有贵国吴公，志切辨药，集中山诸岛草药，八十有二，采其根苗花叶，粘贴册中，既别产生之地，又分萌枯之候，彩笔绘图，委余笺释。余不揣固陋，识名辨性，分注一帙。虽诺而不却，然自愧庸庸之辈，勉注一十六种，其余未注诸品，内多疑似，尚须枝、叶、花、果、根、皮，如白芷、厚朴者，嫩枯俱备，徐徐考核，务得名真性确。庶几续注补遗，以质高明，至谓明于药性，即精

6

于医理，足以望余郡诸前辈先生之后尘也。余何敢，余何敢！

时乾隆壬寅岁菊月三日
书于榕城旅舍江南雨庄
陆澍识
次男素行大朴仝参

序

物生而后有象，象而后有用，用而后有行，至于鳞虫草木，汇著其部。是以神农氏发其端，历圣阐其奥，以济万世之利用，功莫大焉！所以药名胪列，视形辩味，可考而知，即如分门别类，生高产低，各得其用，此皆行世之综核，不可以不细察也。余弱冠时，每于课暇尝读各种秘书，极为揣摩，遂弃举业，息心研究，乃得其三昧矣，可传可法，夫何间然。

时乾隆四十九年岁次甲辰新正六日
云间雨庄氏陆澍谨识

上录二十二种，精详参对，是无疑窦，其性之温良辛烈，是有诸书参考，故不多赘，其余几种，有不入药者，又有是药而气味稍异者，不敢执一而定，俟高明裁之。

雨庄氏又识

周天章跋语

古称炎帝辨百谷，尝百草，方察生民之症；轩辕咨岐伯，命桐君，始开医药之原；遂有《神农本草》三编，《艺文》一录，永传后世。迨梁、唐、宋、明而后，又渐补增药品，古今共合有一千八百九十二种，详矣尽矣！第人非神圣，孰能析草木之毒良，智靡夭聪，讵易分由条之气味。依古以来，名医八百有余家，凡属殊方异域，僻谷深山，土苴①形状，物产气色，其间甘苦酸咸辛，燠寒温燥湿俱各，周知其种类，详悉其药性，而所疗医者何病，所主治者何络，厘毫不差，故能著书立说，以传后世焉。今中山吴继志者，幼肄医方，长研药品，岩洞水滨，遍为采取，野芬数品，深与搜罗。兹捡得五十条，特嘱求称名详指，示此草系称何药，此木实属何性，一一画图，并将晒干之枝叶皮根，贴订全本，请为逐条诠注。诚以药之为物，人命攸关，非如器物可比，一药差错，则伤人命，岂可苟且强辨之耶？故为将所画之图，用心细察，亦与《纲目》所载比照，再向采药者相为验看，亦更与制药人商议，只知九件是为某药，其余不能通晓，此可知萍实、商羊②，惟孔子能知，

---

① 土苴：粪土意，苴，音抯。

② 萍实、商羊：萍实，传说中象征吉祥的果实；商羊，传说中的鸟名。孔子能识此二物。

8

实沈、台骀①，独郑侨克辨。外此，如张华终军之博洽，皆由其聪明洞达，智识迥出寻常万万也。况于百卉万株，闲花荒植，《山经》之所不及载，稗史之所不尽登者，甚至《纲目》、《本草》以外，或弃于彼而收于此，且一物而因土迥殊，一药而随方各别，而乃以管窥之见，欲求其种种辨名，条条缕析，亦綦难矣。志之苦心精究，细意寻求，虽远不及梁、唐、宋、明诸名家，兼收博采，待用无遗，允为医师之良者，更能于球阳各山巅水涯，旁求搜取，图绘诸种，亦可以待后世名医，起而参稽采择之，谅不无裨益于医林焉已。

时乾隆四十八年癸卯九月
闽中周天章订并跋

李旭跋

盖尝考诸史册，贵国古已通于中华，其间必有聪颖者，学问淹通，捡究药品，能知物理，能晓医宗，即至食药品物，无不尽悉其详，内有可充药品者，其名其性，必有所由传，至于弃而不名者，此谓之闲花野草耳。旭思中山岂无诸色药品耶？恐气味有殊，必于用之时，察其味气何如，薄虚者弃，而厚润者用，庶无妨于医理。盖药草赋性，不惟四夷各异，至于中华，亦有宜此不宜彼者。各省亦岂少物产耶？只是草树相类，气味

---

① 实沈、台骀：实沈，十二次之一，配十二辰为申，配二十八宿为觜、参；台骀，帝喾时人，为治水的创始人。

不符，是以弃于此而取于彼，非唯药品有此妍媸也，至人参亦然，如长乐所出之参，岂可与盛京人参同日语哉！旭本豫章人，承家世业，负囊医治，遨游各省，适到闽中，遇球阳诸使者，请周子捡校药品，因邀予同研，兹阅其图本。吴公继志所集药草，予窥其志，考其劳诚，可谓苦心斯道矣。故暂停闽寓，与共参稽，知者名之详焉，诠解至于有所不知者，宁缺其疑，不敢质称。惜与吴公未得晤谈，少慰微悰。第公居海外，予在豫中，相悬去万里之遥，临行系缆，聊缀数语，以附于末，幸勿哂予之弇①鄙也乎。

癸卯季秋上澣江右南昌府人李旭书

戴道光序跋

古圣王之所作为，而流传于世间者，难可尽述，如盘古开天，女娲炼石，伏羲画卦，仓颉作字，黄帝造衣，尧舜政治，文王定爻，周公制礼，孔子阐仁义忠孝之大端，孟子发治乱安危之正道，千载而下，竞颂其功，无穷矣。不意，又有神农氏焉。夫神农者，姜姓炎帝，以火德而王天下也，教民稼穑，尝百草为药，以救民间之疾苦，华夷之民，实共赖之以安，是神农氏之功，岂减于数圣哉！

今有琉球国吴先生讳继志者，值贡期来朝我邦，带有诸药图式，询余地道，服性名目，以为余系本朝太医

---

① 弇：音掩，浅俗意。

10

之末学，世参先哲之方，承命稽查，罔敢不细细推求者乎。但医无常法，药有定品，药之性，又有温凉、寒热、表散、补破之验，其最要者地道，地道得而药效愈灵，地道不得而其效或反，即搜求者，亦要备一付精明眼力始可。何也？药有叶同而花异，有叶异而花同，有花叶俱同而根干异，有根干同而体式又异，若不细辨，其失孰甚！故余之所以兢兢业业于斯图者也。今已精详体认。

敬呈便览是否，祈再证高明阅之。

乾隆四十九年岁次甲辰孟冬书于珍龄药室

榕城戴文煜道光

仝侄太培昌兰

序

大凡物有本末，事有终始，承命辨物三则，即上、中、下三卷是也。中疑似者不妄评，精详者已备载，今已书遍悉，故于末卷之首，再伸小序敬呈。

文几：

药者，去病之灵根异草也，其名之异同不等者，定药之品，别药之功也。药之性有不同，即药之名有异也，药之名有异，即药之功不齐也，功不齐则用之者宜慎，用之宜慎则认药者不得不详，认不详则用之者或错，用一错则药功尽反，反则必有害。余世代习医，所流传者，不外小心二字而已，祈诸君鉴之。

榕南戴道光识

侄昌兰书

戴昌兰赞并跋

有材皆堪治病，无草不可为药。盖药之产于道地者不一，有产于中华，有生自外域，有产于东南西北之分，有生于山原水泽之别，更有远近之差，产自近者，生见之用，采之根干花叶，无不周知，至于远则不尽知也。盖产在远，则来自远，即来亦未尝全，来间有花而无叶，或有干而无根，既未见其生长之形，终莫辨其成材之号，故只录余之所知者以呈，余则未详，不敢妄定。此系余鲁实之见，祈勿哂是幸。

戴大培拜手书

赞菁华

夫山川吐瑞，草木呈华，非徒夸秀丽壮奇观也。盖品余百类，生成地道之宜，质分四性，赞襄造化之功，饵松根而益寿，餐芝草而长生，审是则干本根羹何？莫非调元，有赖养生所珍者乎。

戴昌兰拜书

孙景山序并书牍

盖闻药有五味，性本不同，草生四时，用亦各别。岐伯富于搜罗，雷公精乎炮制，功深救世，志念活人。但奇花异卉，名久列乎山海之经，澧芷沅兰，品曾重乎离骚之赋，谅古人素称，格物方能辨性而知名，何今世非属通材，安得因此而达彼。琰世业岐黄，学绍张李，

12

虽非博雅，识不立于两途，敢诩宏通理，必求乎一是。兹考贵地所产五十种者，或草本生，或木本生，何尝统载于方书，或内科用，或外科用，亦足小参乎。药饵若虚虚实实，将莫定乎，指归须是是非非，始可明于弃取。略知一二，疑即缺之何妨。质之大方，笑亦吾所不免。谨序。

时乾隆四十九年岁次甲辰孟冬望后三日
闽中候选州同孙琰景山顿首拜撰
受业门人福州府闽县学生员陈展拜书

书牍

尝闻药分温凉补泻，可疗病者，固有五方、五味、五性、五气、五色之不同，而亦有花实根苗、功形气质之各异者也。古人尝其味，考其功，因其形，辨其质，类其性，采其时，加之炮制调剂，取乎时宜地道，旷览群书，古圣已详言之，诚哉！毫发无遗憾耳，岂今人所可及哉！兹纵野草荒花，亦不过为数贴薰洗之药，非可以内治也。兹细阅图书，只详言其花实根苗，并未云其功形气质。况贵国与敝地，地之相去也千有余里，苟强不知以为知，其害人也匪浅，咎将谁归？孔圣有曰"丘未达，不敢尝此"之谓欤。先生心殷济世，志切救时，欲辨其真伪，当于气味香臭，出于何地，采于何时，揆之地土焉可。倘欲下问，祈为逐一查明寄下，以便细按古书会议辨明，送上删政。天各一方，不能面叙，聊申寸楮，不尽神驰。肃此奉复，并候近禧。不一上。

继志吴老先生文几

壬午六月十八日冲

闽中候官县牛育巷弟孙琰景山顿首

邓履仁书牍二则

启者：

贵国所产草本、木本共五十品红、金，二位相公带到本堂，请求校正。弟等较之十有四品，《本草纲目》有之，又本堂有之，常系所见，故记其名及可用等事，以便鉴见。如其制法见于《纲目》等书。余下草木诚不能详对，内二件有名，不入药品，更问人详焉。

上

红讳之诚、金讳文和

二位相公清鉴

京都同仁堂周之良、邓履仁、吴美山同具

乾隆四十九年甲辰二月上旬

书牍

医之为学，虽有七方十剂，而其先必须通晓药性，辨别草木之品，极精极详，始能按脉施方，补泻温凉，无不各当其可。兹细阅图样，考其真实，而遵汉、唐、宋，及本朝群籍，查对仅得二十余品，其余似是而非，不敢强为附会，俟后再为捡查可也。

时乾隆五十一年仲春六日

京都同仁堂周之良、邓履仁、吴美山同阅采辑应

红相公讳之诚嘱

14

蔡贺序

盖闻地下有材皆效用，山中无草不滋培，如君臣诸药，其性用周明，而生草奇方，则握灵秘妙。仆五世业医，继述百有余载，年方弱冠，受先祖秘传，迄今又觉数十年，窃自称奇。兹承下问，贵国所产药品数十种，谨遵考正，适与秘术有可用者，详悉指陈，并将秘方录呈，用是奉答，夫亦可以寿世也乎。

时乾隆丙午岁仲秋

福建泉州府晋江县外科医士蔡贺谨书

徐子灵序并书牍

尝思天地造化，而生草木，皆有名焉，皆有性焉，皆有用焉，识其名，详其性，而后宜于用，然必物物而格之，则为难考。三皇御世，神农首出，尝物味阴阳，良毒之性，列三品，《艺文录》一经，《神农本草》三卷，使民知饮食治疗，始药而有药之名。轩辕、岐伯、桐君、雷公，著《灵》、《素》、《炮炙》、《药性论》，立七方，制奇偶，分阴阳，予轻重，探治理，始有方之法。然所载治疗砭针之法居多，汤液之法偏少者，何也？盖药品有地道，出产有不同，非若砭针，按俞寻穴之便也，至三代后精于砭针者少，而医道晦焉。汉代建安中，长沙张氏仲景先师，阐《灵》、《素》之旨，著《玉函金匮》，制方立法，为开方之祖，汤液丸散之法始

15

行矣。于是李当之校正本草，历代名贤辈出，皆有本草增修，而药味益多，治理愈淆。迄明李时珍，楚之奇才子也，搜罗群书，引证经籍，三易其稿，乃成《本草纲目》一书，其中发明诸家之用治，集解地道之出产，纲领条目，释名正误，亦云备矣，然犹有缺疑，有名无用者，正误不一者，是否莫辨者，尚多焉。甚矣，格物之功难也！今秋，琉球国客有携草木图七十余种，来质于愚。窃思本草药性攸关民命，乃医学之要务，一匕之当，神于起死，一言之谬，贻殃后人，此未可孟浪塞责以立言者也，因再辞不敢应教，客复固托，不得已而为之。稽诸本草，访乎山人，质于市客，始得其真实的用，无所舛谬者十余种焉。至于已经质对者，复为考证，其有未妥者，不敢有避谴责，亦为之辨晰，务求的确，并依原图次序，留空以俟高明，四方君子识而补之。然客其知我乎？愚不厌烦琐，以为此冗言者，为不可有慢于外国之人也。慢则瞒矣，不慢不瞒，则将以此理之实而说也。夫以格物致知之学言之，医，小道也，虽云小道，亦道中之一事也，质草木药性，又医道中之一事也。至若知人之性，知物之性，知人之病，知以物治，而欲造其精微，不亦大哉？此所以不厌烦琐，而为此冗言者，又不敢瞒于仁人学药，而医者以小补之云耳。

时大清乾隆五十年岁次乙巳仲冬长至

闽中虚亭道人徐淮子灵氏识

16

书牍

盖惟本草昉①自炎黄，而农尝三经，乃医药之本。至草有芳苔，山水石隙，蔓杂谷菜豆瓜之类，木有香乔，苞灌寄寓果实之株。其间肇由气化，爰受形质，应时受气，交感荣枯，是以草木之生，皆有其名，各有其性，各有所用，有所无用者，而人不能尽，尽其性惟圣者能之，当神农分三品，轩、岐调十剂，所以能参造化之机，正性命之理也。至于历代诸家，裒录笺注，寖以繁伙，皆不能尽无纰谬者矣。去岁乙巳之秋，尊国红、蔡二先生，携草木图二卷，共一百二十三种，来质于愚，愚窃思勾漏神仙，濒湖②才子，迄今犹有阙文，况愚抱隅蠡测，讵堪任此。因二先生再顾坚托，不得已访求搜筍，自秋届冬，始得众见众识，自信的确者六十二种焉，更依时珍《纲目》部类，列号成集，以便大家稽较。今年丙午复承下顾，奈愚风尘消磨，精神有限，不堪求访采樵，病懒旷于蒐猎。兹尽管窥确质数种，谨申藜照。

时大清乾隆五十一年春正月上澣
闽中虚亭道人徐淮子灵氏拜

---

① 昉：音访，起始意。

② 勾漏、濒湖：勾漏，东晋医家葛洪曾欲去广西勾漏炼丹未果，此借指葛洪；濒湖，李时珍，号濒湖。

陈倬为序二则

天地之生物也，皆所以益人之寿，无论温者补者，可以去病，即为攻为破，无非尽可益人之寿，倘不辨其是非，则益人之寿者，转为夭人之寿矣，悬壶家可不慎欤？第欲慎之，必先考核草木之品，详辨疑似之交，于此而得其真，不特寿者无或夭，即夭者亦无不寿矣。兹承顾问，不揣固陋，谨就余识见所及，悉为指陈，其余耳目所未经者，不敢附会，强为一解也。所有固陋之见，胪列于左，庶几无负天地生物之心，益人寿之意云尔。

时乾隆五十年季冬望后五日

晋安庚子科举人候选知县陈光汉倬为云峰氏书

小序

本草始自神农，只有三经而已，自此以后，日见增广，几于汗牛矣。业医道者，不识草木之名，焉知草木之性，不知草木之性，何以苏危笃之沉痼乎？此修性命之学者，所必辨其名实，别其功能，而始施方投治，乃可万全也。兹承下问，又付丙午帖一卷，细稽画图，并考根叶，阅对再三，涉于似是而非者，不敢阿会强解，即或稍有疑似者，亦不敢直出鄙见，故皆缺而不笺释也。惟其中考核既确，剖别极精者，共有三十一品焉，一一按号，胪列于后，以应谆嘱云。

时乾隆五十一年菊月吉日

晋安庚子科举人候选知县陈光汉书

18

卢建其序

中山于大地，为东之南，得升生长养之气，多草木繁滋，不下中土。凡可以供医药之需者甚伙，第以其无人辨识也。每药饵之用，必按名以构之中夏，而反舍其地之所自出，由来旧矣。

吴君名继志者，中山之博学君子也，既懋于学，复精于医，慨其地有遗材，而民艰治疗，乃博取草木诸品，精绘以肖其根叶花实之状，列说以明其原泽山野之产，滋萌落实之候，汇为一册寄之中土，以博询诸识者，末复序其咨度之诚，娓娓数百言，虚中若谷之怀，达于言表。吾知吴君之志，殆欲竭天地自然之利，扩民生利用之途，其功垂后世，固甚伟矣。王生、蔡生，游学于中国者，一日捧其册，下询于予，予愧学识浅陋，《山经》未娴，《尔雅》不熟，何能参末识焉？然又念圣人包与之怀，初无远近，中山之民，亦我圣天子恫瘝①在抱之民也，苟有利焉，何所不可，岂得自藏其拙哉？爰就其确乎可知者，考诸本草，聊识数种，备列于左。

勅授文林即历任山西太谷县、福建宁德县知县
浙江仁和丁酉举人卢建其识

林其嵩序

上古神农教药性，轩、岐著《灵》、《素》，历代相继，开阐精义，为书悉备，特世人习而不察耳。嵩壮年

---

① 恫瘝：音通关，疾病痛苦意。

即从事于斯，窃闻师论，节游京邸，以及苏杭、江右、两广，联同名流，研寻古训，力学至今，弗敢怠忘，然终未能疏通雅闻，自信之深。今岁己酉暮春，有琉球国闻人，蔡公名濂、王公名秉懿者，袖吴公名继志丙午帖一册，内绘草木七十二种，属令分别品评。嵩本浅见，何敢当此，但疑义相晰，古人已然。爰抒见闻，符合《纲目》及俗所应用者，详细考核名色，计四十种，附书于后，未知当否，幸辱教焉。

时乾隆五十四年清和上澣
福州侯官即用分司
林其嵩殷垣慎亭氏拜书

徐观春序

盖闻伏羲氏使岐伯尝百草，以疗人病，其间草木金石，飞禽走兽，山原海澨①，异种异类，皆辨其名，亦尝其味，得知其性焉。使人服之，可以长生仙成，其次可以通血脉，疗疾病。但药有地道，名虽一同而性则殊，或变色、变味、变形，难以明辨，考之本草，参之药品，验之枝干花芬结实，略可得其半焉，似无异议。举其所见，列各章条，誊释注明，呈之细阅，浅见若此，其庶几焉，请质高明，谨以序云。

闽南台江徐观春识
质问本草内篇卷之一终

---

① 澨：音市，水边崖岸意。

20

质问本草内篇卷之二

黄　精

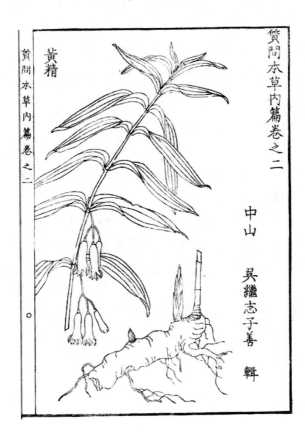

生田野，春生苗，其茎坚硬，叶略似竹，高一二尺，三四月开花、结子。

黄精三月生苗，高一二尺，一枝多叶，叶似竹而短，四月开青白花，状如小豆花，结子，白如黍粒，亦有无子者，肥地生者，即大如拳，薄地生者，犹如拇指，根如嫩生姜而黄色。癸卯，潘贞蔚、石家辰

黄精形状与钩吻相似，惟茎不紫，花不黄为异。此种苗叶与玉竹同，三四月开花，是黄精无疑。恒服能益寿延年。甲辰，陆澍

观其根，有类于本草图之黄精姜也，俗名亦谓之山生姜，第黄精姜之性平补而润，自宜尊酌。癸卯，陈文锦

玉　竹

生田野，春生苗，高一二尺，三四月开花、结圆实，其根横行，多须。

玉竹，茎干强直似竹箭竿，有节，其叶如竹，狭而长，表白里青，三月开青花，结圆实，其根横生，似黄精，差小，黄白色，性柔，多须，最难燥。癸卯，潘贞蔚、石家辰

玉竹，又名葳蕤，与黄精相似，惟根横生，差小，黄白色，性柔，多须，其叶如竹，实是玉竹。甲辰，陆澍

观其茎根，有似中国之玉竹，细按其实，又似黄精而差小，黄白，多须，特恐地道不同，入药自宜酌用。癸卯，陈文锦

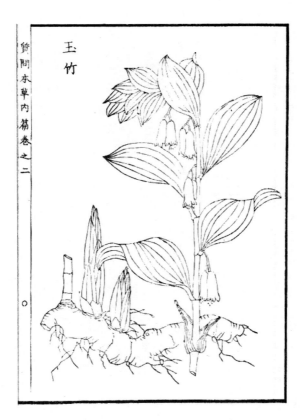

玉竹

玉竹，缓脾养胃，用根，茎、叶不用。甲辰，周之良、邓履仁、吴美山

苍　　术

生荒野，春生苗，高一尺许，秋开花。

苍术生茅山，朱点，润而甜者佳，山谷皆有，均可入药，叶茎如小蓟，故释名山蓟。气烈，甘温，健脾燥

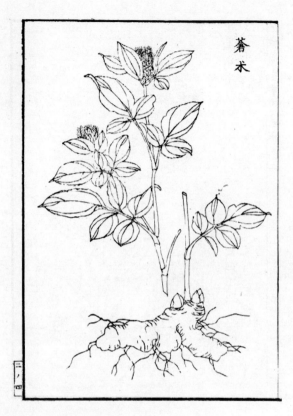

苍术

湿，发汗宽中，更祛瘴疫。壬寅，陆澍

　　苍术，春生苗，青色，长二三尺，夏开花，紫碧色，或有黄色，入伏后结子，至秋而苗枯，皮色褐，其气味辛烈。又术有两种，叶大有毛，根甜，为白术；叶细根小苦，为赤术。壬寅，潘贞蔚、石家辰

　　此一种，观其根形，实中国之苍术也。细嚼其气味，亦无异。第产于茅山者良，至于各方土地不同，生苗开花，俱有早晚，即其性用，照方书，不无稍别，若

24

外用不妨，入药须有尊酌。壬寅，陈文锦、李兴成、卢亨春

系是苍术。只恐地道各别，入药须宜尊酌。壬寅，许永枝、吴太茂、王隆盛

俗名苍术，载在本草。甲辰，戴道光、戴昌兰

贯　众

生岸阪，茎带紫色，叶两两对出，高二三尺许，凌冬不凋，其根有黑须。

贯众，又名管仲，又名凤尾草。生近水，背阴处者为是。若产向阳旱地，枝叶瘦小，背有黄星者不是。专治下体湿热作痒。甲辰，陆澍

贯众，也生岸阪，茎带紫色，叶两两对生，凌冬不凋，根有黑须，与方书相符。惟叶有锯齿，或由方土各殊，物种致异乎。至于制法，宜依方书用之。癸卯，周天章、李旭

凤尾草，外科用。癸卯，冯岳溪

管仲，去湿杀虫，用根。甲辰，周之良、邓履仁、吴美山

此种，继志曾定为贯众，敢质是非。乙巳，再问潘贞蔚、石家辰

此种，查系贯众，可以无疑，其叶名凤尾草，性寒凉，可治痢疾。乙巳，陈倬为代潘贞蔚、石家辰再查

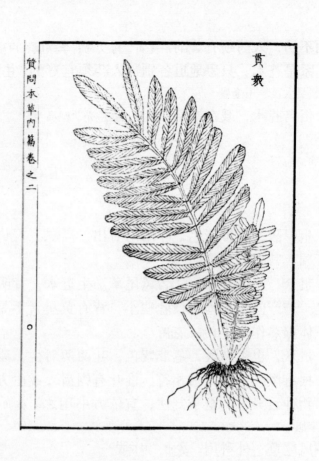

远　志

　　生原野，春生苗，高五六寸，三四月开花。

　　远志，有大叶、小叶二种，根黄色，苗似麻黄而青，三月开白花，根长及一尺。泗州出者，花红，根叶

26

俱大于他处。商州出者，根又黑色。_{癸卯，潘贞蔚、石家辰}

先生定为远志，中山医家亦尝充之，往往用之。继志犹嫌其根甚小耳，犹堪入药乎否？仰再喻。_{乙巳，再问}
潘贞蔚、石家辰

此乃远志也，根之小，不过地土薄耳，堪以入药。
乙巳，陈倬为代潘贞蔚、石家辰、陆澍再查

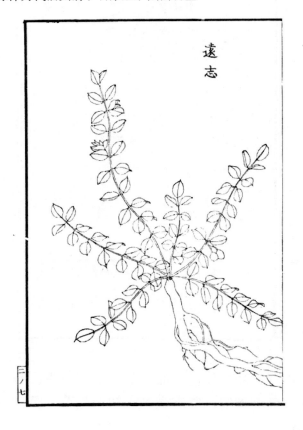

遠志

淫羊藿

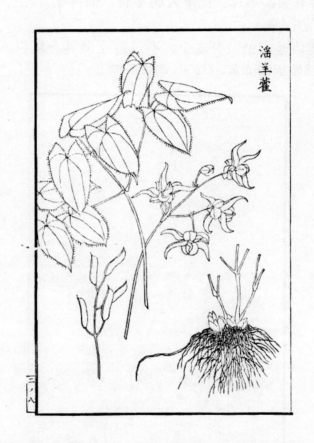

生山谷，高尺许，一根生数茎，一茎生三桠，一桠生三叶，茎细如线，叶有微刺，初春生苗，至三四月开花。

淫羊藿，茎细而坚，叶青似杏，叶上有刺，根紫色

有须。四月开白花，亦有紫花者，高一二尺，一茎三桠，一桠三叶，故关中呼为三枝九叶草。癸卯，潘贞蔚、石家辰

是淫羊藿也，视其所生之处，察形色，尝气味，且研此草发生时候及开花，宜符于医书，故认名之。至其制用，则详载在《纲目》。癸卯，周天章、李旭

淫羊藿。癸卯，冯岳溪

观此种，名为淫羊藿，其性温暖。能治助阳补阴，其叶去针可用，此是药也。癸卯，陈太枝、高万年

系中国之淫羊藿，第中国用叶，余无他见。癸卯，陈文锦

淫羊藿，大兴阳道，能补肾经，用叶，茎、根不用。甲辰，周之良、邓履仁、吴美山

赛 三 七

生苗，高四五尺，秋开花、作絮。

艾叶落得，打花挺高苗，根黑似漆。味苦微辛，跌打、血晕、气闭，取汁和酒服之，疏通气血，验如奔马。土名赛三七。愚按：花似蒲公英，折断有白汁，但公英叶皆塌地，花苗三四寸，极高者尺许，无歧。消乳痈之圣药，散瘰疬之灵丹，美名黄花地丁草是也。壬寅，陆澍

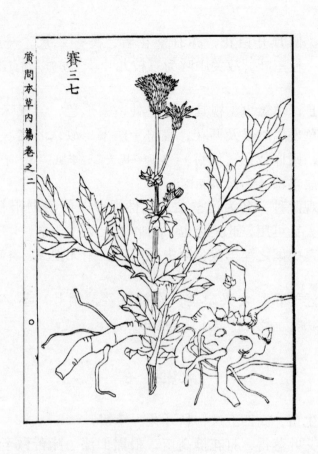

赛三七

独　活

　　生原野，春生苗，高四尺许，叶有细锯齿，又有细白毛，六七月开花、结子。

　　观此种名为独活。其性温散，能治去风散寒。俱性太厚，若用斟酌，非地道也。癸卯，陈太枝、高万年

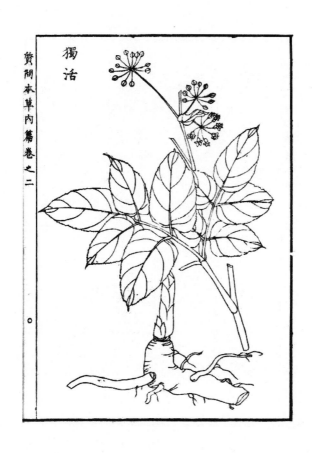

獨活

羌　活

　　生原野，春生苗，高四尺许，六七月开花作丛，秋结子。

　　羌活出蜀汉者佳，春生苗，叶如麻，六月开花作丛，紫色而节密。羌活无疑。甲辰，陆澍

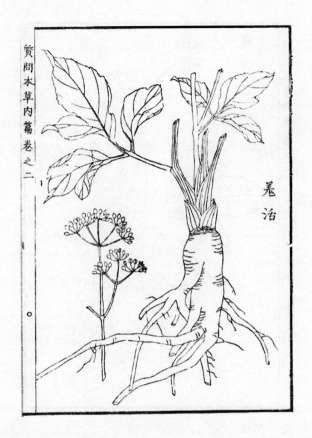

羌活

　　此种，先生鉴为土独活，中山称之羌活，继志谨按：独活作块，羌活节密，此种节密不作块，因为羌活，何如？乙巳，再问潘贞蔚、石家辰

　　按：羌、独二活，神农本草三经，原无分别，迨至后人，始分羌、独二活，用治上下之病，兹考此种，可以竟谓羌活也。乙巳，陈倬为代潘贞蔚、石家辰再查

升　麻

生阴地，春生苗，高二三尺，三四月开花。

升麻，手足阳明、太阴引经的药。味甘苦，微寒，无毒。清胃火，宁腹痛，下陷者可升提，牙痛者立止。球阳者堪用，产西岐者色绿，发萌，收贮须照《纲目》。壬寅，陆澍

俗名升麻，载在《纲目》。甲辰，戴道光、戴昌兰

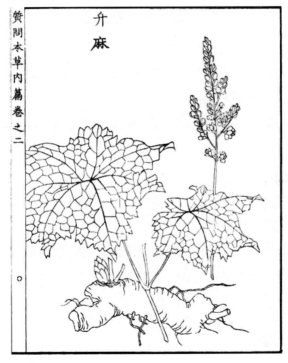

质问本草内篇卷之二终

质问本草内篇卷之三

中山　吴继志子善　辑

山 慈 姑

生田野，冬生苗，两叶对生，春抽小茎，高五六寸而开花，三四月叶枯。

山慈姑，释名朱姑，与石蒜相似，惟石蒜叶上有毛，此种叶上无毛，是山慈姑无疑，太乙紫金锭之方中要药。甲辰，陆澍

山慈姑，能败毒，疮科内用，用根。甲辰，周之良、邓履仁、吴美山

中山称为山慈姑，前年江南陆氏鉴为山慈姑，请得先生再喻，益证之。乙巳，再问潘贞蔚、石家辰

此一定是山慈姑也。乙巳，陈倬为代潘贞蔚、石家辰再答

34

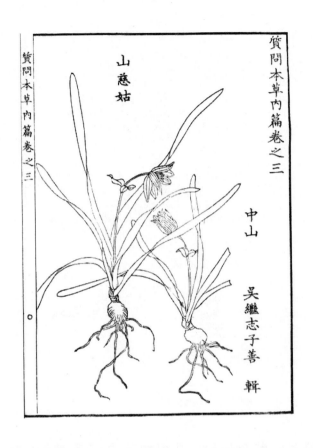

山慈姑

質問本草內篇卷之三

中山

吳繼志子善　輯

石　　蒜

生田野，二月中叶枯，夏生一茎，如箭竿，高尺许，茎端著花，花罢生叶。

石蒜叶背有剑脊，七月苗枯，乃于平地抽出一茎，如箭竿，长尺许，茎端开花四五朵，六出。红色如山丹

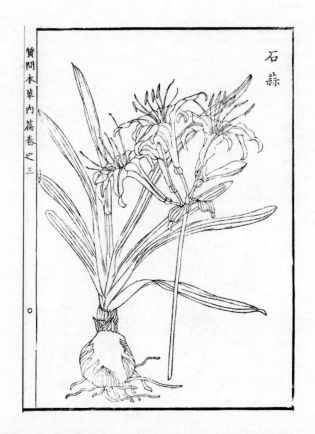

花而辨长，黄蕊长须，其根如蒜皮，色紫赤，肉白色。
又有一种叶如大韭，四五月抽茎，开花黄白色，功与此
同。二物并抽茎，开花后乃生叶，花叶不相见。_{癸卯，潘}
贞蔚、石家辰

　　是石蒜也，究研草品，生田野，二月中叶枯，夏生
一茎，如箭竿，高尺许，茎端著花，花谢生叶，则与
《纲目》相符，至于制法，宜依《纲目》用之。_{癸卯，李}

旭、周天章

鬼蒜，外科用。癸卯，冯岳溪

此种，先生鉴为萱花，然此种二月中叶枯，至于夏抽茎，如箭竿，茎端开花，花谢生叶，花叶不相见。继志按：《纲目》萱花条下，叶新旧相代，四时青翠，殊不相符，敝邑人以此种为铁色箭，称石蒜类。敝邑称萱花者，图于后，以质统祈，再查。乙巳，再问陆澍

此是石蒜，俗呼鬼蒜，若萱花，须如图中样式才是。乙巳，陈倬为代陆澍再答

细　辛

生阴地，四时有叶，春开花，其根叶别包附上。

细辛，辛温无毒，入足厥阴、少阴，引经之药。叶似葵，一梗一叶，处处皆有，北辛有根为上，马辛有叶无根次之。疗百节拘挛，头痛，利窍通关，风湿阴寒皆用。壬寅，陆澍

细辛，此北辛也，辛香最地道。又种，粗叶少根，香味次之，名麻莘。别包书之，不记其姓名

作细辛，若用，不知可否，载在《本草备要》。甲辰，戴道光、戴昌兰

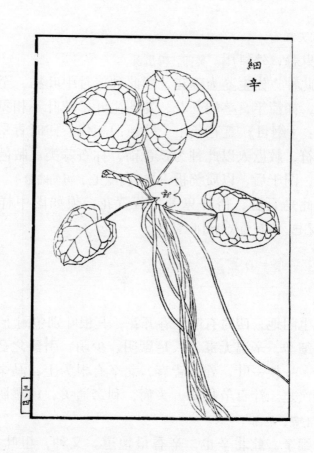

細辛

藁　本

　春生苗，高二尺许，夏开花。

　此一种，观其花叶，形如白芷，尝其根味，实是藁本，据《纲目》所载，各方皆有，惟出宕州者良。江南有一种，亦生于山中，其根似芎䓖而轻虚，味又稍别

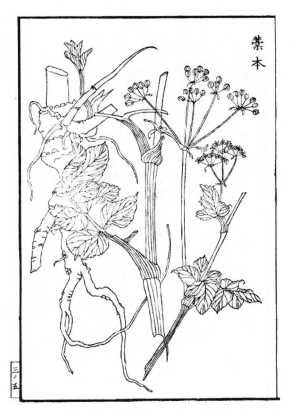

者，不敢入药。今贵国所编入药，务要尊酌，庶不差误。壬寅，陈文锦、李兴成、卢亨春

白　芷

春生苗，高五六尺，夏开花。

白芷，释名白茝，味辛温，入阳明、太阴，主治女人带下腰疼，乳岩，男子额痛便淋，疯痒疮痍，目赤瘰

39

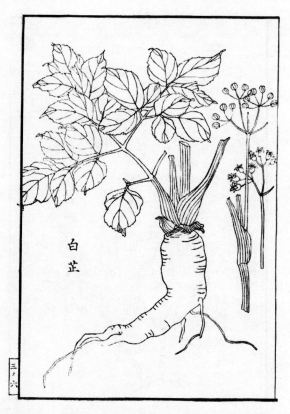

白芷

三六

痹，功效如神。按：白茝，山谷皆有，吴地更多，春生苗，叶相对婆娑，立秋后苗枯，宜正七月采根，刮皮晒干，内润泽者佳，叶洗瘾疹、瘢瘢，透发甚捷。壬寅，陆澍

白芷，生下泽，芬芳与兰同德，长尺余，粗细不等，白色，春生，叶相对，紫色，阔三指许，花白微黄，入伏后结子，立秋后苗枯。凡采勿用四条一处生者，此名丧公藤。壬寅，潘贞蔚、石家辰

俗名白芷，载在《纲目》。甲辰，戴道光、戴昌兰

良　姜

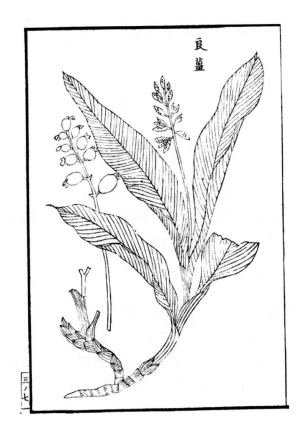

生下湿地，四时有叶，三四月开花、结实，九十月熟。

按：高良姜，形气与杜若相似，而叶似山姜，高一

二尺许，花红紫色。细观此种，系是良姜，子名红豆蔻。辛丑，石家辰、潘贞蔚

红豆扣。辛丑，陈得功、杨国栋

将绘图察形辨色，查对《纲目》，的系良姜，味苦，辛热，下气温中，霍乱转筋，酒渍能攻。子名红豆蔻，肆中呼之红豆，春方极验。壬寅，陆澍

白 豆 蔻

生温暖之地，性畏寒，三四月发花、结实，九十月熟。

叶似山姜，根似良姜，结实似砂仁。查草豆蔻，大如李毅，重四五钱不等，非草蔻，然味与白蔻相同，略苦。再查白蔻，产伽古罗国[①]，及自外国，一年有五只船来，名番舶，船上有带之，其白蔻形似杜若、良姜，外壳紫黑，肥大者为道地。广东之广州、宜州者，壳白肉小，香味亦薄，较比贵国产者同类。的系白豆蔻，味辛温，气厚轻清，入手太阴肺经，疗胃痛呕逆，破滞宽胸，祛目中白翳，噙之辟瘴，除疟通噎。壬寅，陆澍

白豆蔻，地道薄，故实小功同。帖中书之，不记其姓名

---

① 伽古罗国：又作"哥谷罗国"，古国名，今在马来半岛西岸。

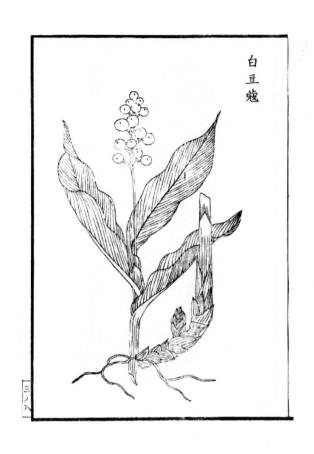

白豆蔻

泽　兰

生湿地，苗高二三尺，夏开花。

泽兰，味苦，微温，足太阴、厥阴经药，盛产水泽，春萌，夏花，方茎，叶似佩兰，得白及攻消痈肿，佐当归立通经闭，瘀血噎胀，非此莫除。根名地笋酱，可作馐。壬寅，陆澍

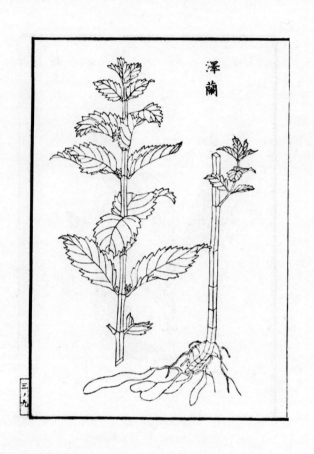

兰　草

生原野，春生苗，高三四尺，秋开花。

系是兰草，即泽兰一类二种之草也，第花叶与泽兰无异，验其茎圆，与泽兰之方茎者稍差。壬寅，陈文锦、李兴成、卢亨春

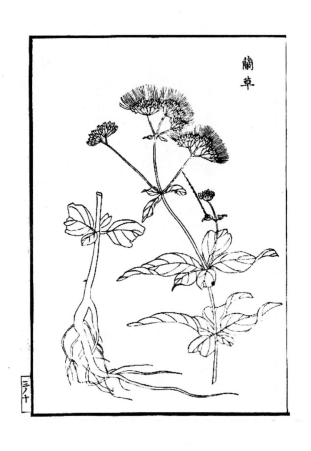

夏 枯 草

　　春生苗，拖地，三四月作穗、开花。

　　夏枯草，其茎微方，冬至后生叶，叶对节，生有细齿，三四月开花，作穗紫白色，五月便枯，载在《纲目》。甲辰，潘贞蔚、石家辰

　　夏枯草，一名铁色草，此草夏至后即枯，盖禀纯阳

45

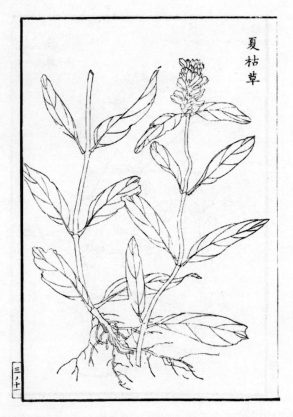

之气，得阴气则枯，故名。气味主治，载在《本草纲目》。甲辰，孙景山

　　俗名夏枯草，载在《纲目》。甲辰，戴道光、戴昌兰

　　观其花叶，系中国之夏枯草，一名铁色草，但夏枯草冬至生，夏至枯，盖禀纯阳之气，得阴气则枯，其气味可照方书酌用。乙巳，陈文锦

　　夏枯草。癸卯，蒋嵩三

46

刘 寄 奴

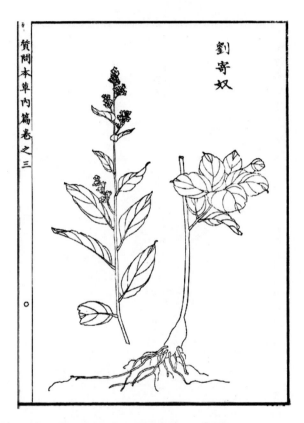

劉寄奴

春生苗，高四五尺，秋开花、作穗。

此一种，系是中国之刘寄奴，俗名六月霜也。其生苗、开花，俱与方书颇合，茎、叶、花、子，俱可通用，第尝其气味莫辨，恐亦地土各别，要体书酌用，庶不至误。壬寅，陈文锦、李兴成、卢亨春

47

青葙子

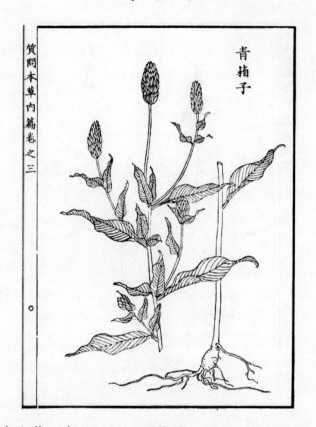

青葙子

春生苗，高一二尺，夏作穗、开花，结小细子。

鸡冠苋，二月生苗，长三四尺，叶阔似柳而软，茎似蒿，青红色，六月七月内生花，上红下白，子黑光而扁。其苗叶花实，治妇人血崩症，同羊肉蒸熟，去药，服之甚效，载在《纲目》。甲辰，潘贞蔚、石家辰

48

鸡冠苋，花叶似鸡冠，嫩苗似苋，故名。甲辰，孙景山

俗名鸡冠花，子名青葙子，俱载在《本草纲目》。甲辰，戴道光、戴昌兰

观其形势，乃中国之白鸡冠，处处有之，但其花有红、白、黄三色，其性用可于方书中尊酌。甲辰，陈文锦

淡　竹

生树阴，春生苗，夏作穗、结子，高尺许。

淡竹叶，春生苗，高数寸，细茎绿叶，俨如竹米落地所生细竹之茎叶，其根名碎骨子，言其能下胎也。一窠数十须，须上结子，如麦门冬，俱坚硬尔，随时采之，八九月抽茎，结小长穗，气味主治载在《本草纲目》。甲辰，孙景山

名为淡竹，载在《纲目》。甲辰，戴道光、戴昌兰

观其茎花叶实，中国之淡竹叶，根名碎骨子，竹叶象形碎骨，言其下胎也，处处有之。春生苗，高数寸，细茎绿叶，俨如竹米落地所生细竹之茎叶，其根一窠数十须，须上结子，如麦门冬但坚硬尔，随时采之，八九月抽茎，结小长穗，俚人采其根苗，捣汁和米作酒同曲，甚芳烈。乙巳，陈文锦

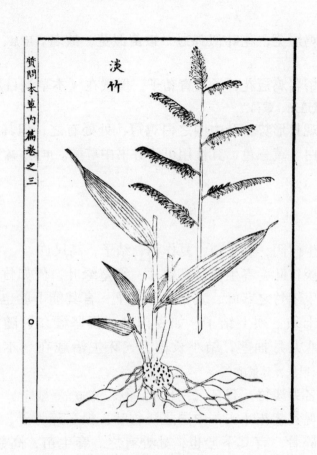

淡竹

马 鞭 草

生田野，春生苗，夏作穗、开花、结子。

马鞭草，下地甚多，春月生苗，方茎，叶似益母，对生，夏秋开细紫花，作穗如车前穗，其子细，根白而小，载在《纲目》。甲辰，潘贞蔚、石家辰

50

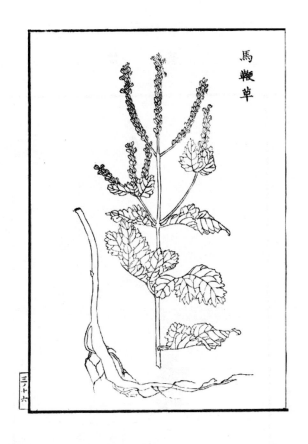

马鞭草，一名龙牙草，又名凤颈草，气味主治，载在《本草纲目》。甲辰，孙景山

俗名蜻蜓饭，因蜻蜓好食其花，故号之，药名马鞭草，载在《纲目》。甲辰，戴道光、戴昌兰

藜 芦

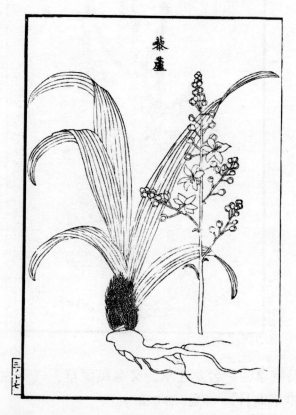

生原野，春生苗，叶狭长，皱纹，夏抽茎，高尺
余，开花结子，根一二寸，有皮裹之。

山葱，又名藜芦，用根，杀虫。甲辰，周之良、邓履仁、
吴美山

质问本草内篇卷之三终

52

质问本草内篇卷之四

中山　吴继志子善　辑

川 乌 头

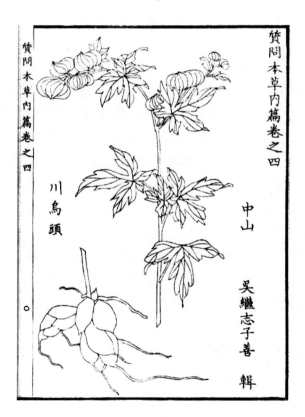

53

生荒野，苗高二尺许，八九月开花。

白花者，川乌，与草乌性味功同，川乌入气分，草乌入血分，外科及痛痹活络丸中，川乌、草乌并用，功验捷也。川乌生食，令人麻木如僵，欲解，以姜汁灌之。壬寅，陆澍

敝处俗名土川乌，敝地所用皆系川的，贵国若用，不知其性可否。甲辰，戴道光、戴昌兰

草乌头

生荒野，苗高二三尺，八九月发花。

草乌头，释名乌喙，辛温大毒，姜汁能制其毒，花实根苗，查与《纲目》无异，故不载。阴毒、疽疡未溃，敷之即退，历风、痰喘呼号，内服外洗，腹痛腰疼，敷之更良。草乌生食，亦令人麻木如僵，欲解，亦以姜汁灌之。乌头汁煎膏，名射罔，猎人谓之见血封喉。壬寅，陆澍

草光乌。辛丑，陈得功、杨国栋

虽与前种花色各别，形似川乌，实亦是草乌头，不过一类二种，土名光乌头。辛丑，宋宜观、林大明

敝地呼作土草乌，其使法与上同。甲辰，戴道光、戴昌兰

54

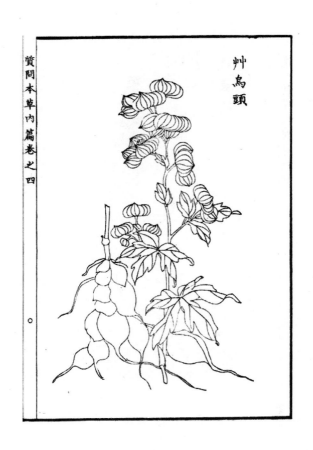

威 灵 仙

　　敝邑别有叫威灵仙者，今图以问是非。前年潘陆诸氏，指萨摩方言呼仙人草者，为威灵仙，故再有是问。

　　威灵仙，生于众草之先，其茎四方，数叶相对，七月内生花，六出，浅紫或碧白色，作穗。此本图内名叫

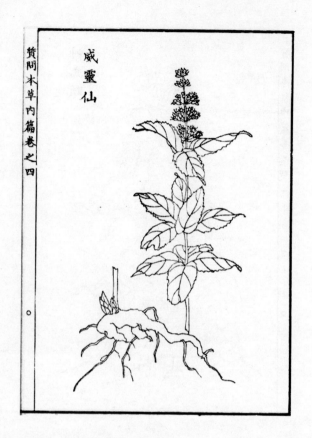

威灵仙，前之所问非也。癸卯，石家辰、潘贞蔚

　　此可入药。图内书之，不记其姓名

　　细观其根叶，与本草相符，其实是国中之威灵仙，系是各方土产，非可比方书地道之性，要采用时，各自变通佐使，庶不至差错也。癸卯，宋宜观、林大明

五 味 子

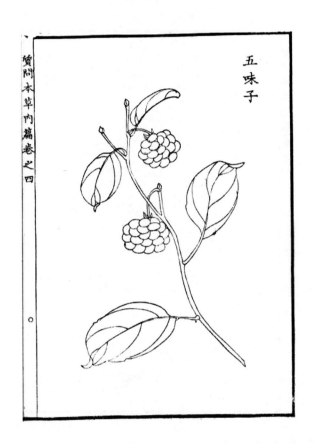

生山中，引蔓于树木，四时不凋，夏开花、结子，至秋乃熟。

五味子，调和五脏，用子。甲辰，周之良、邓履仁、吴美山

土茯苓

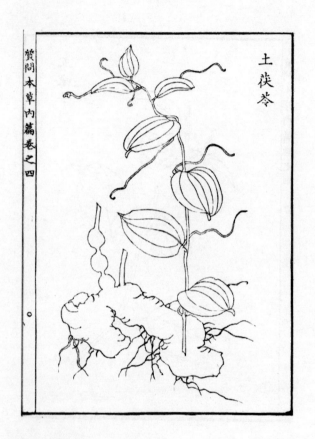

生海滨岩冈间。

　　系是土茯苓，生海滨岩冈间，只恐地道各别，须宜
细认。壬寅，许永枝、吴太茂、王隆盛

　　此一种，观其蔓根，甚似萆薢、菝葜二类，细嚼其

58

气味，实书中之土茯苓也。其生产皆在海畔山谷中间，处处皆有，然不无地土性用稍异，用宜酌之。壬寅，陈文锦、李兴成、卢亨春

土茯苓，又名山归来。辛丑，段焕章

山 豆 根

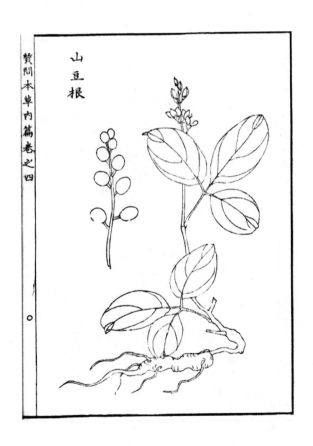

生阴地树木下，苗高六七寸，布地，叶厚硬，六月开小白花，晚秋熟实。

　　细观此种，根叶原与山豆根无异，再查其苗蔓如豆，经冬不凋，便是山豆根。甲辰，潘贞蔚、石家辰

草薢

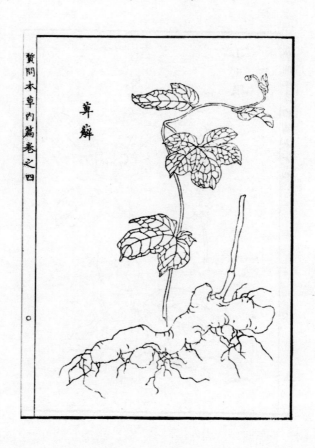

生原野，春生苗，引蔓树木。

俗名萆薢，载在《纲目》。甲辰，戴道光、戴昌兰

防　己

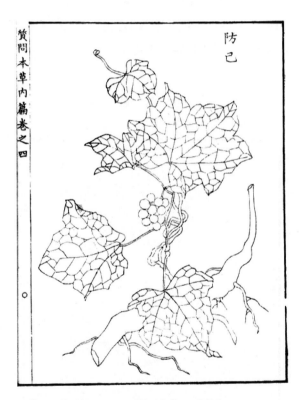

春生苗、作蔓，三四月开花、结实。

防己，生汉中川谷，如葛蔓延，二八月采根，阴干。折茎段，吹气贯中，如木通。辛平无毒，太阳本经药也，疗风湿脚痛，热积膀胱，消痈散肿。他产者，坚

实不香，稍有腥气，系木防己，力不及汉产。壬寅，陆澍

此一种，系中国之防己，《纲目》载其茎根，与图中细对，俱亦相类，惟生汉中、黔中者良，二月八月采根，阴干，并未言及花实，此是各方土产，至于性用，自宜体书通变。壬寅，陈文锦、李兴成、卢亨春

观其枝叶根形，甚似中国之防己，只由地道之性，各自佐使变通，任用不误。壬寅，许永枝、吴太茂、王隆盛

石南藤

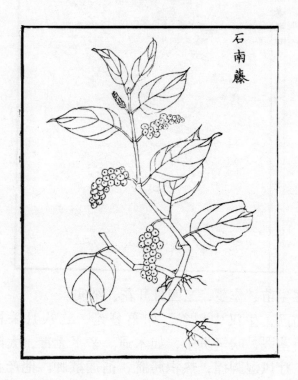

生山中，傍树木而生，其茎蔓延四周，一节一叶，其节着树处，即生根须，夏开花、结子，四时有叶，茎叶俱臭。

石南藤。癸卯，冯岳溪

桂

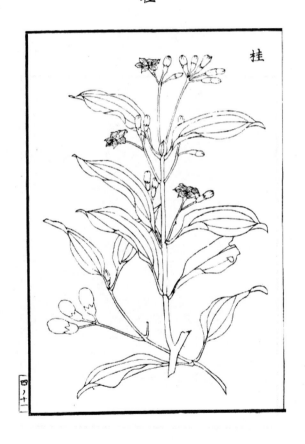

木高数丈，四时有叶，三四月开花、结实。

菌桂。桂有三种，一曰桂，产桂阳，又牡桂，出南海山谷中，又有菌桂，产广州平阳，最佳。交州、桂州者，形短小而多脂肉，亦佳。今参所绘叶似柿叶，中有纵纹三道，表里无毛而光泽，味亦甘美，与广州所产无二。采藏之法，宜详慎参考。甲辰，陆澍

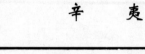

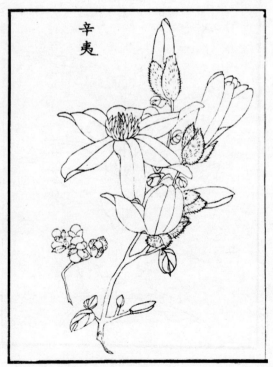

生山中，木高数丈，春开花、生叶、结实。

观其茎花根，系中国之辛夷也，处处皆有，其名不一，第有桃花紫色、白色二类，其苞气味性用，可照方书，变用不误。壬寅，陈文锦、李兴成、卢亨春

厚　朴

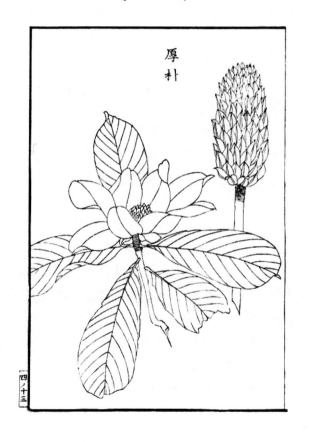

生山中，木高数丈，春开花、生叶、结实。

厚朴，释名烈朴，产交趾者为最，建平、宜都及洛阳、山、陕、河南、川蜀、浙、闽皆有之，南产者功胜于北，以厚而紫色者为佳。雷敩云：若非姜制，则棘人喉舌。味苦辛温，消胀除满，痰气疟痢，其功勿缓，辛通破坚，积食可消，伤寒时疫，服之不缠。结实，名逐折，甘温无毒，明目益气，解鼠涎毒。壬寅，陆澍

楝

木高数丈，夏开花、结实，秋熟。

楝，有雌雄二种，雄者无子，根赤有毒，使人吐，不能止，雌者有子，根白微毒，入药用之。三四月开花，红紫色，芬香满室，实如弹丸，生青熟黄。癸卯，潘贞蔚、石家辰

楝子，释名金铃子，处处有之，惟川产者大而佳，功专疝瘕，肝胃遍疼。甲辰，陆澍

观此种颗，名为苦楝子，其性辛热，能治散寒通气。俱此根名为苦楝根，其性热，能治散风去寒，是可用也。癸卯，陈太枝、高万年

系是苦楝子，但皮用楝皮，根用楝根，各宜变通佐使，任用为要。癸卯，陈文锦

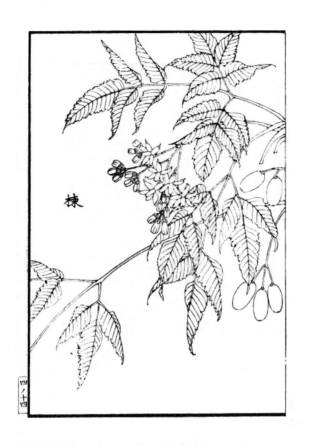

棟

榆

　处处皆有，大木巨树，往往有之，春生叶，初秋叶间攒生小花，采其皮，浸之水，则出涎滑之汁，制纸者亦用，以为粘。

　榆树。癸卯，崔华年

榆树。癸卯，蒋嵩三

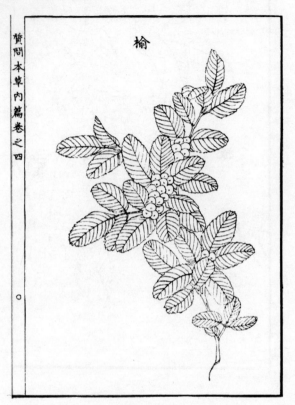

女 贞

　　木高五六尺，凌冬不凋，春开花，其实秋熟。

　　女贞子，叶茂盛，凌冬不凋，皮青肉白，五月开细花，青白色，九月熟，黑似牛李子。癸卯，潘贞蔚、石家辰

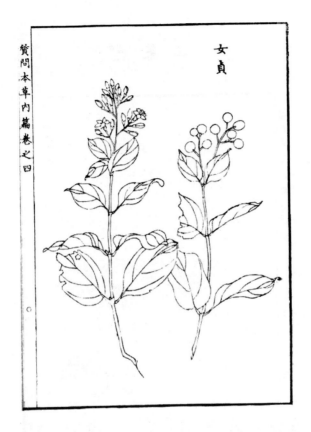

女貞

　　观此种，名为女贞，其性温，能治补血养阴。但此子长大，名为土女贞，非地道，若用斟酌。癸卯，陈太枝、高万年

　　女贞子，又名冬青子，平补肝肾用子。甲辰，周之良、邓履仁、吴美山

山茱萸

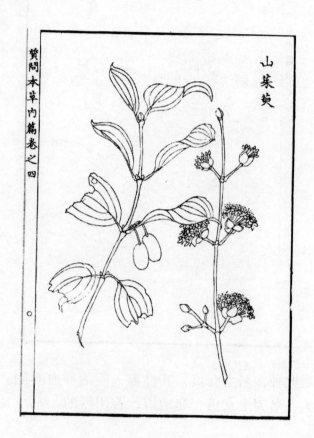

山茱萸

木高丈许，初春开花，生叶结实。

山茱萸，即山萸肉，土名山枣皮。生浙中承县山谷，九十月采实，去核，阴干。味酸平，无毒，入足厥阴、少阴经气分。补肾兴阳，强阴益髓，妥五脏，通九

70

窍，利小便，久服明目长年，能除一切风气。壬寅，陆澍

观其实，系是山茱萸。今贵国之画图红色，再祈细查切实，庶不负药用。壬寅，许永枝、王隆盛、吴太茂

此一种，辨其实，即中国之山茱萸也。书载二月开花如杏，四月实酸枣赤色，五月采之，第其叶如梅有刺，与此图稍别，并非初春开花，生叶结实，如是之快，也祈再体认精切，以便通用。壬寅，陈文锦、李兴成、卢亨春

经鞨按：此种非初春开花，即生叶结实也，陈氏之所论太当矣，问辞甚疏，故致此误。

质问本草内篇卷之四终

质问本草外篇卷之一

中山　吴继志子善　辑

爪子金

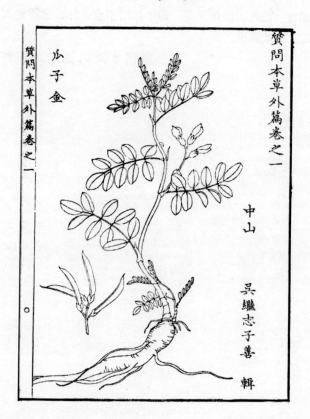

爪子金木黄芪

苗初搨地生，后分茎蔓，四五月开花结角，邦俗或充绵黄芪，何如？

辨其枝叶，土名爪子金，根名乌根藤，其性用同风不动、石南藤各风药等。今此味甘气腥，系是温补之性，亦地道之稍别也。辛丑，宋宜观、林大明

所谓绵黄芪者，以皮折之如绵，故谓之绵黄芪。此种乃是木芪，生时叶短根横，凡使勿用。癸卯，石家辰、潘贞蔚再答

地　　棉

地棉茨花一种。

生山野中，八九月开小白花，邦俗或以充于白鲜皮，敢问是非。

按：白鲜皮，叶似茱萸，高尺余，茎青叶稍白，四月开花，根似小蔓青细。观此种不甚相同，或云系是地棉，非白鲜也。辛丑，石家辰

形虽似白鲜皮，其根土名地棉，其性温散，可治跌打损伤等症。辛丑，宋宜观、林大明

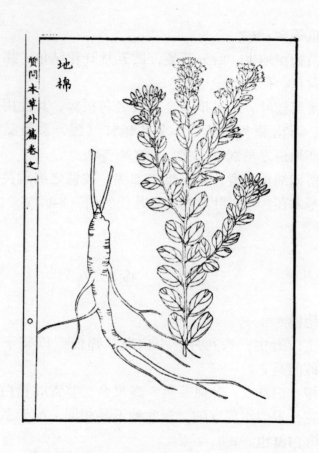

地棉

土 人 参

土人参防风一种。

生高山，苗高一尺许，七八月开花，九十月结子。

土党参，性冷。辛丑，陈得功、杨国栋

据其根、苗、实，各方土产人参，即其性气功用可

知。辛丑，宋宜观、林大明

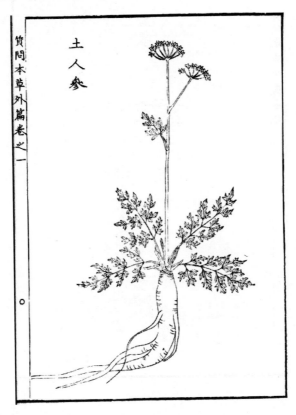

土人参

野　菰

生树阴，七八月开花。

土名野菰，不堪入药。辛丑，潘贞蔚

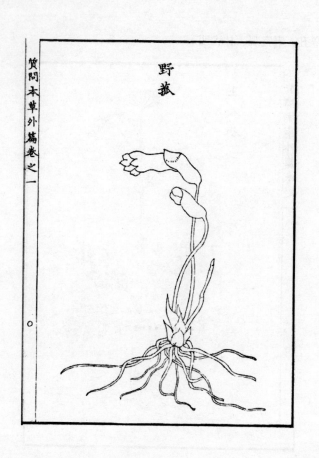

野菰

水 丁 香

水丁香百脉根。

生海滨，田野亦有之，春生苗，夏开花结角。

俗名水丁香，其性清凉，外科用。甲辰，戴道光、戴昌

兰

76

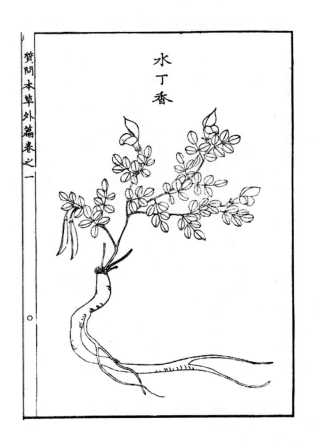

水丁香

松 寄 生

松寄生 钗子股

多着松树上，三四月开花结实。

土名皆为松寄生，与桑寄生相类，但寄生不一，各树木上俱有寄生，第有名未用之药，不敢直指。壬寅，吴

77

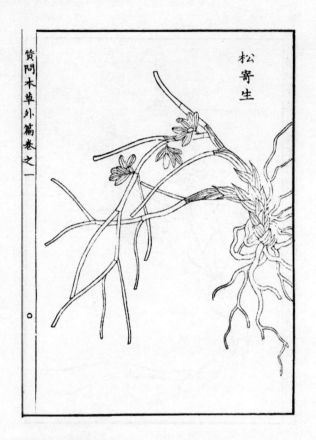

太茂、许永枝、王隆盛

　　此一种，俗名松寄生，与桑寄生同体，但《纲目》载桑、枫、松、桃、柳，各木草上，俱有寄生，各家条辨不一，今此类书名松萝，又名女萝，谓其色青而细长如带也，至于气味性用，《纲目》甚详，毋庸赘叙。壬寅，陈文锦

　　敝地呼为虫寄生，江西省名作海斑虎。甲辰，戴道光、戴昌兰

香　茹

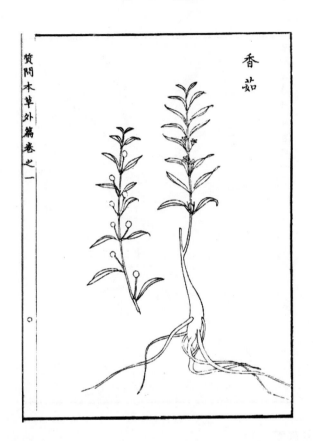

香茹长松

生原野，春生苗，初秋开花、结子。

俗名香茹，载在《纲目》。甲辰，戴道光、戴昌兰

风苔草

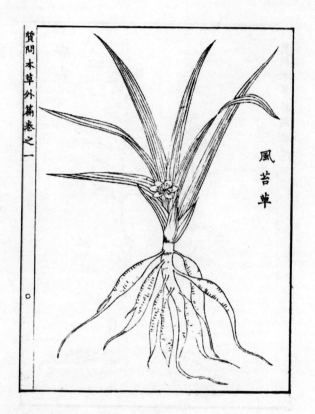

风苔草仙茅

辛丑，清舶漂到，采此种问之。

风颱[①]草。陈宜春

---

①　颱：音台，台风意。

生原野，春生苗，夏开花。

风苔草，土药，治牛产难，同生姜、红糖服。壬寅，
潘贞蔚、石家辰

俗名冷饭草，其根毒，鼠咬甚妙。甲辰，戴道光、戴昌兰

苦爹菜

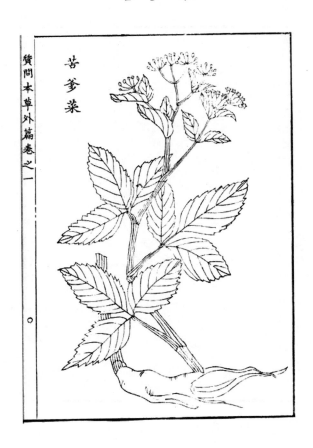

苦爹菜前胡一种

生原野，苗高二三尺，秋开花。

此一种，俗名苦爹菜，敝地生山坑处，其性极凉，惟外科用，余无他见。壬寅，陈文锦、李兴成、卢亨春

土 细 辛

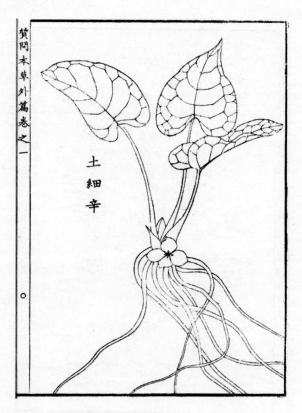

生阴地，四时有叶，春开花。

此一种，其生处叶形贴地，紫花，实处处之土产马蹄香也，书名杜衡，亦有俗名土细辛，考其性用，载在《纲目》。但细辛出华山，根极细，色深紫，味极辛，嚼之习习如椒，而更甚于椒。《本草》又云：细辛水渍令直，是即杜衡伪也。今东南所用多是杜衡，不得不明晰之。壬寅，陈文锦、李兴成、卢亨春

观其形势，叶、茎实似土细辛，其味如胡椒，至于性用，可以体意。壬寅，许永枝、吴太茂、王隆盛

蛇 菰

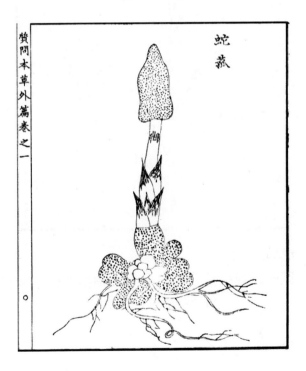

蛇菰锁阳

生树阴地，数日而枯。

蛇菰，土名。壬寅，潘贞蔚、石家辰

一线香

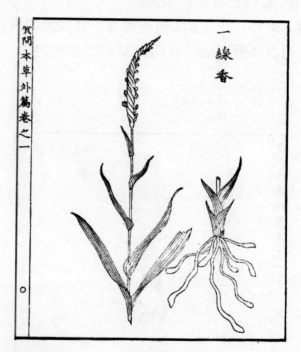

一线香鹬①草

生原野，春生苗，高尺余，夏抽茎作穗、开花。

---

① 鹬：音义，草名。

俗名一线香，不堪入药。癸卯，潘贞蔚、石家辰

此种先生鉴为一线香，中山呼之绥草，称巴戟天一种，何如？乙巳，再问潘、石二氏

此是一线香。乙巳，陈倬为代潘贞、蔚石家辰再查

土羌活

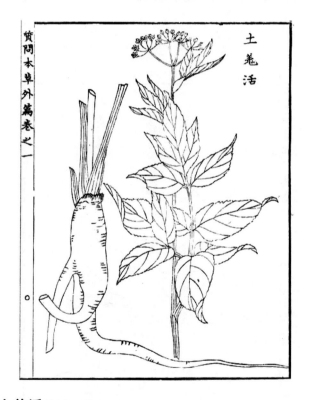

土羌活 羌活一种

生海边，冬生苗，叶极似前种，但有光泽，耳茎面

有纵理，微带紫色，高四尺许，夏著细白花。质问帖中次之羌活之后，故曰：似前种

土羌活。癸卯，潘贞蔚、石家辰

与十四号同。甲辰，陆澍。○帖中十四号为羌活

羌活，宣搜风，发表胜湿，入足太阳经。甲辰，周之良、邓履仁、吴美山。○继志按：诸家皆鉴为羌活，则此种为羌活一类无疑，然其实不堪为真，故选之外篇云。

老虎蕉

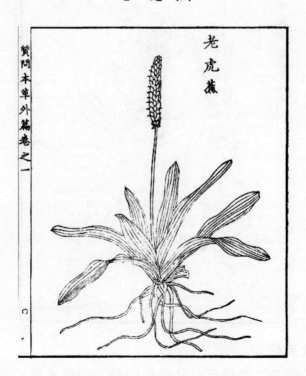

老虎蕉

质问本草外篇卷之一

生原野，春生苗，高尺余，夏作穗开花。

俗名老虎蕉，不堪入药。癸卯，潘贞蔚、石家辰

老 鸦 草

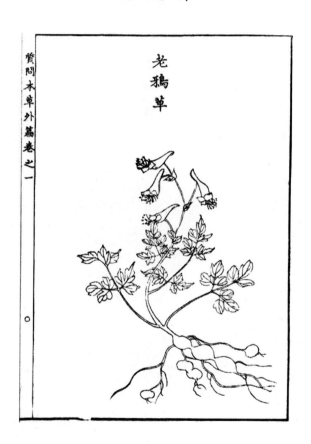

老鸦草倭种延胡索

生阴地，九十月生苗，叶极柔润，茎亦不硬，高六

七寸，春开花。

俗名老鸦草。癸卯，潘贞蔚、石家辰

银线藤

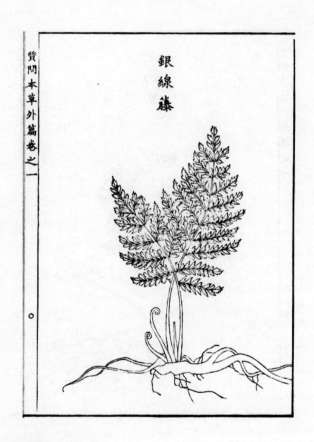

银线藤小雉尾草

生岸阪间，四时不凋。

银线藤，土名，不堪入药。壬辰，潘贞蔚、石家辰

俗名凤尾草，土名猴锤芽，江西省呼为莺脚草，根名土黄连，其根入药，载在《纲目》。甲辰，戴道光、戴昌兰

凤尾草。辛丑，漂到人陈宜春

老 虎 蒙

老虎蒙崖椶①

生岸阪，高二三尺，丛生，茎无桠，叶厚且硬，面有光，背有小点子，经冬不凋，其根硬，多黑须。

俗名老虎蒙。癸卯，潘贞蔚、石家辰

明鉴为老虎蒙，中山俗呼之蛇枝，能解蛇毒云，何如？乙巳，再问潘贞蔚、石家辰

此种先生鉴为金星草，敝邑俗呼之蛇枝，敝邑称金星草者，与此异，今图于乙巳帖第三十四以质。乙巳，再问陆澍○所谓乙巳帖第三十四者，即内篇所载金星草是也

老虎蒙，原用以治蛇毒，中山谓之蛇枝，或以其功得名也。乙巳，陈倬为代潘贞蔚、石家辰、陆澍再查

质问本草外篇卷之一终

---

① 椶：音宗，即棕榈。

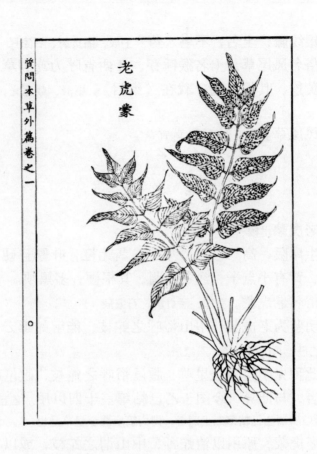

老虎蒙

金线钓葫芦

金线钓葫芦 细叶沙参

生田野，春生苗，夏开花，结小细子。

俗名金线钓葫芦，乡居之人用以治感冒，风寒湿
气，发散之品。甲辰，戴道光、戴昌兰

90

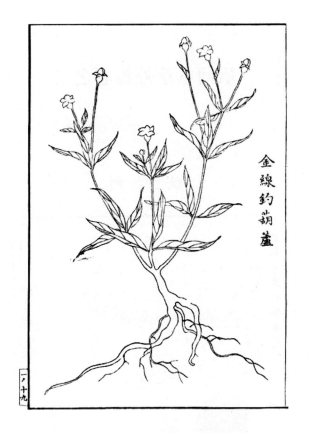

金線釣葫蘆

质问本草外篇卷之一终

质问本草外篇卷之二

中山　吴继志子善　辑

铁　树

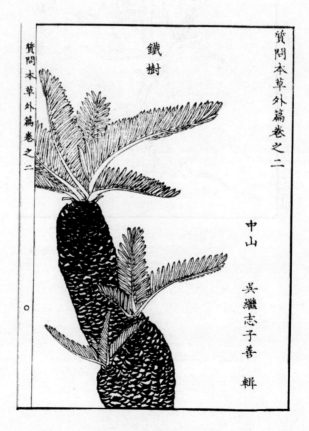

辛丑，清舶漂到，指此问之。

铁树。陈宜春

水 枞 周

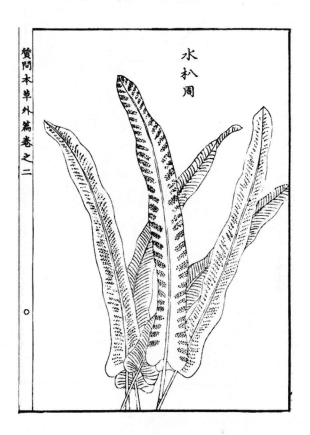

水枞周山苏花

辛丑，清舶漂到，拈此种问之。

水机周。郑茂庆

猫 糊 草

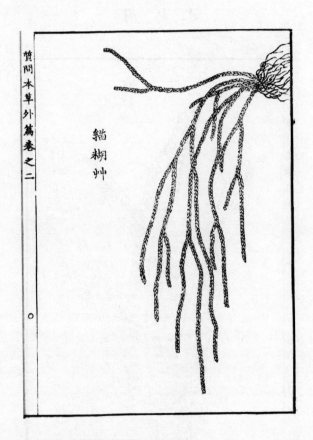

辛丑，清舶漂到，拈此种问之。

猫糊草。郑茂庆

碟 碟 草

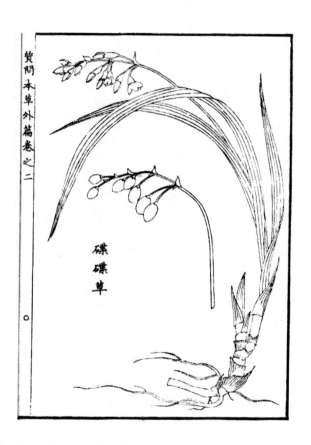

辛丑，清舶漂到，拈此种问之。

碟碟草。郑茂庆

封 草

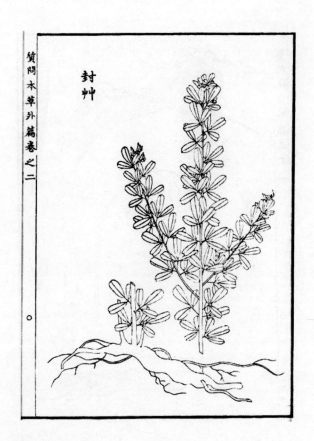

封草铁扫帚

乙巳，清舶漂到，采此种问之。

封草，六月伏时刈，茎根阴干，跌打损伤煎之而蒸，能散瘀血。高林枝

野 白 芷

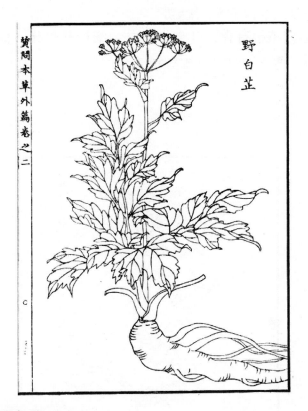

野白芷 白芷一种

生田野湿地，苗高三四尺，三四月开花，五六月结实。

按：白芷叶可合香，芬芳与兰同德，故有兰芷为咏，又有芳香泽芬之名，其味苦辛不甘。图中土名，亦叫做野白芷，不堪入药，非真白芷也。甲辰，潘贞蔚、石家辰

根苗实土产白芷，其气味再有芬香，与地道相合无

疑。辛丑，宋宜观、林大明

　　此草根有香气，叶无香气，兹附根与叶，再乞示
教。癸卯，再问宋宜观、林大明

　　但白芷根有香，叶未必有香，细检其气味，似亦无
致滋疑。甲辰，宋宜观、林大明再查

番维兰

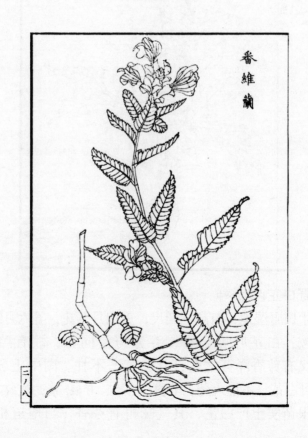

番维兰马先蒿

生原野，春生苗，秋开花。

俗名番维兰。甲辰，戴道光、戴昌兰

土 木 贼

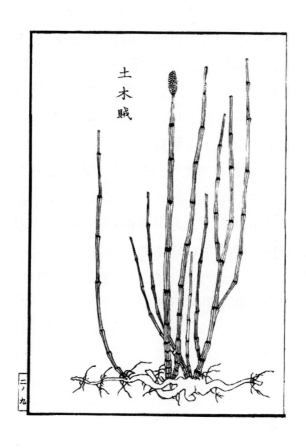

土木贼

土木贼问荆

生水滨，六七月茎，义头开小花。

木贼近水地，苗长尺许，或二三尺，丛生，每根一干，无花，叶中空，寸寸有节，色青，凌冬不凋。按：图中乃是土木贼，跌打药有用之者。壬寅，潘贞蔚、石家辰

木贼草，产近水肥地，直挺无歧者为上，磋木光滑，入肝胆二经，明目退翳，消积块肠风，止痢，及妇人月经不止，解肌止泪，疗脱肛之良药也。壬寅，陆澍

敝藩或以此为本草所谓麻黄，先生以为木贼，然邦俗呼木贼者，形状异于此，今图以问是非。再问陆澍

俗名土木贼草。木贼有两种，一种川木贼，一种土木贼，以此观之，有芒无芒而已，非麻黄也。此有两辨，生在岩穴，地土丰厚，其物粗大，生在水滨，地气不足，不过苗软而已，此二件俱可用也，吴先生所见为麻黄，非也，陆先生认作木贼，是矣。其性与用，载在《纲目》。甲辰，戴道光、戴昌兰。○继志云：陆澍既归于松江，故游学生以是问之戴氏，而戴氏有此答。

决　明

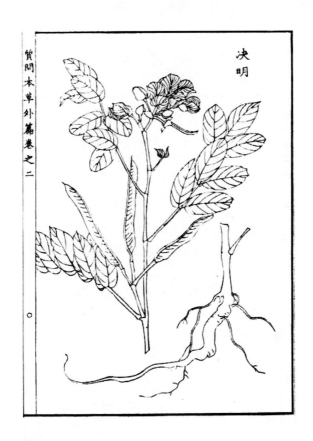

决明决明一种

春生苗，高三四尺，秋开花结角。

此一种，辨其花叶角子，系《纲目》中名决明也，处处皆有，生蒔①颇异，细查《集解》中，惟宗奭、时珍二家所辨，与贵图甚合，求其性用，谅亦不差，只恐风土各别，自宜酌用。壬寅，陈文锦

白屈菜

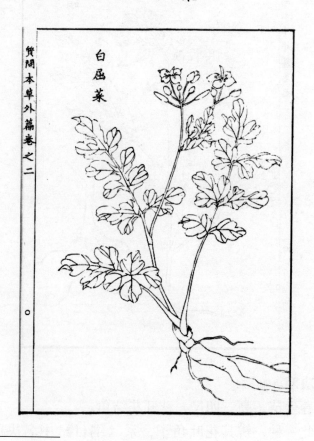

生田野中，苗高一二尺，四五月开花。

白屈菜，本草未曾具载，不可轻易入药。辛丑，石家辰

白屈菜，只可作染色用，不堪入药。壬寅，潘贞蔚

苦 马 草

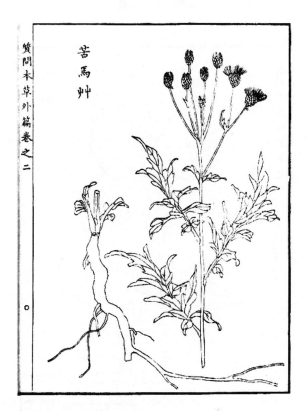

苦马草泥胡菜

生原野，春生苗，高二三尺，秋开花。

俗名苦马草，性寒，外科用其煎汤，洗大肠痔漏。甲辰，戴道光、戴昌兰

牛插鼻土药，性温散寒，用梗叶煎汤服。壬寅，潘贞蔚、石家辰

猴　姜

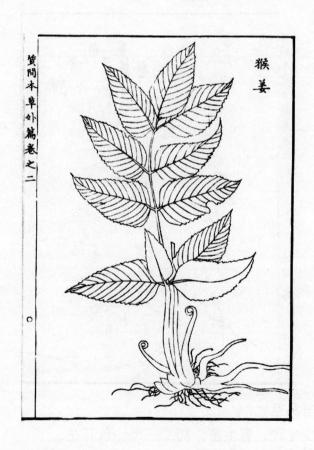

猴姜骨碎补

辛丑，清舶漂到，采此种问之。

猴姜。陈宜春

生岩阪间，四时不凋。

俗名海虾青。甲辰，戴道光、戴昌兰

瑞 香 草

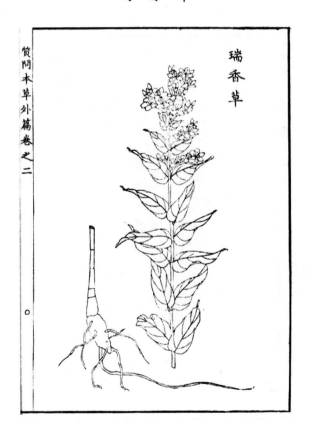

瑞香草刘寄奴一种

生原野，春生苗，夏开花著子。

土名瑞香草。壬寅，潘贞蔚、石家辰

江西省名唤七层兰，敝地俗名茵藤，载在《纲目》。
甲辰，戴道光、戴昌兰

水榴子

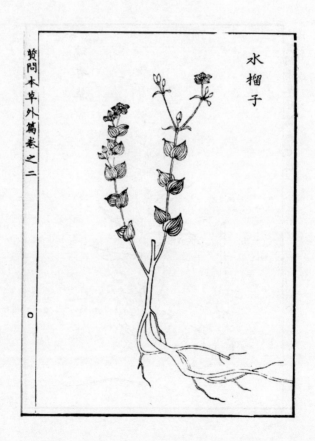

水榴子刘寄奴一种

生水滨，春生苗，六七月开花着子。

土名香草，妇人搽头。壬寅，潘贞蔚、石家辰

俗名水榴子，外科用以涂火毒，消阳症结疽。甲辰，

戴道光、戴昌兰

石 刁 柏

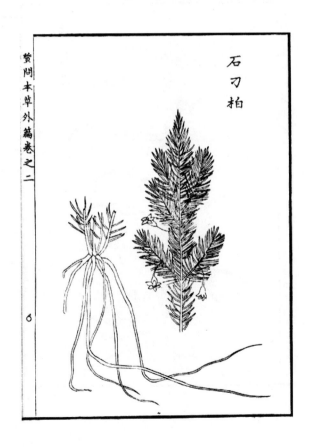

石刁柏蛮名

春生苗，夏开花。

俗名石刁柏，不堪入药。甲辰，戴道光、戴昌兰

藕节草

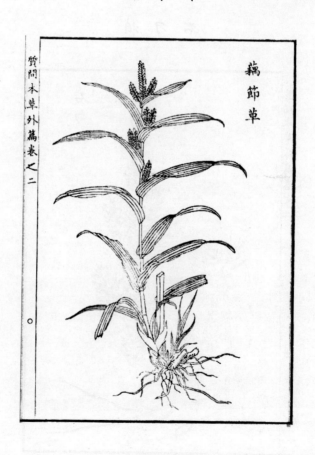

藕节草香茅

生阴地岸阪间，夏生穗。

俗名藕节草，外科用其煎汤，洗疥疮，能除湿热。

甲辰，戴道光、戴昌兰

五 节 冠

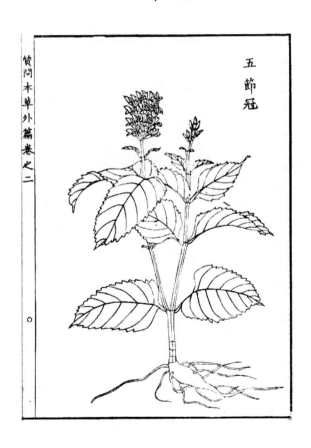

五节冠藿菜

春生苗，夏开花。

敞地无此花，江浙两处名唤五节冠，人家盆内多种之为玩。甲辰，戴道光、戴昌兰

地 黄 菜

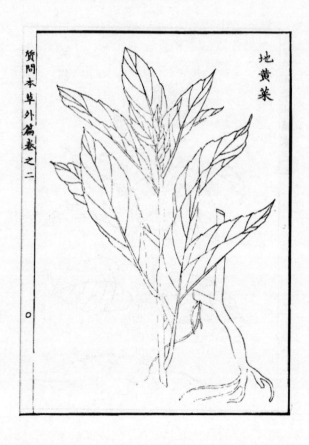

110

地黄菜 见肿消

辛丑，清舶漂到，采此种问之。

地黄菜。陈宜春

其冬又漂到，亦问之。

地黄菜。郑茂庆

春生苗，九十月开花。

俗名野番苕，又号金杯花，外科用其叶，同烧酒、冬蜜捣匀，涂无名肿毒，未结脓者能散。甲辰，戴道光、戴昌兰。○继志按：我中山人尝指此种曰"闽人呼之野番苕"，今与此说相符。

手 榴 草

手榴草 鹤子草

生原野，春生苗，秋开花。

敝地无此草，江西省多种之为玩，名唤手榴草，不知其性。甲辰，戴道光、戴昌兰

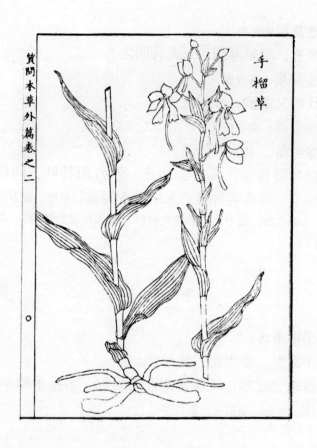

手榴草

麦　豆

麦豆马棘

生原野，春生苗，高二三尺，三四月开花，结尖
角。

俗名麦豆，不堪入药。癸卯，潘贞蔚、石家辰

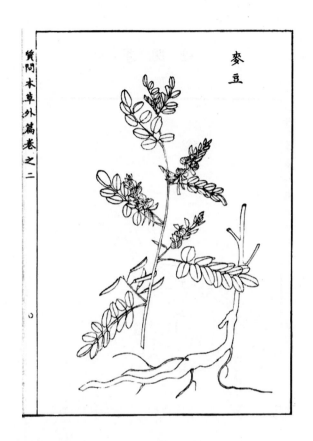

麥豆

土名鬼豆开花，不堪入药。癸卯，冯岳溪

明鉴为麦豆，中山人以是充马棘，何如？

此乃麦豆，可以充马棘。乙巳，陈倬为代潘贞蔚、石家辰

再查

淫阴藿

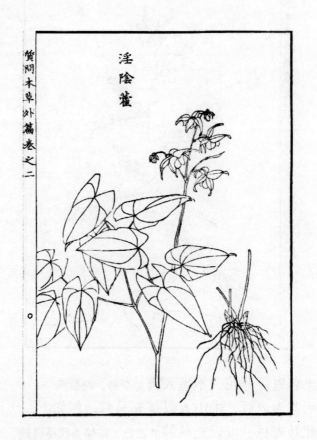

淫阴藿淫羊藿一种

　　生阴地，春生苗，高尺许，一茎生二桠，一桠生二叶，三四月开花。

　　俗名淫阴藿，又名白花草。癸卯，潘贞蔚、石家辰

亦称淫羊藿一种，闽中潘氏鉴为：俗名淫阴藿，先生以为何如？乙巳，再问陆澍

此亦淫羊藿种类，但药性有阴阳之别耳。乙巳，陈倬为代陆澍再查

蠮蜻菊

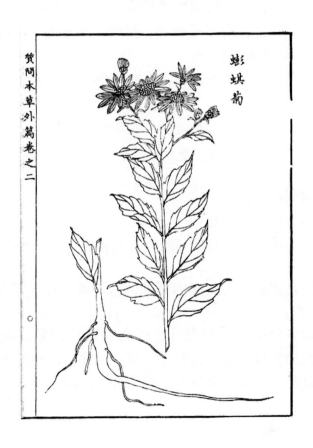

蟛蜞菊 马兰

春生苗，秋开花，高一二尺。

俗名蟛蜞菊。甲辰，潘贞蔚、石家辰

俗名蟛蜞菊，捣汁，涂黄水疮，及无名火毒。甲辰，孙景山

敝地呼作蟛蜞菊，用叶同冬蜜捣匀，敷阳症无名肿毒，未溃者能散，已溃脓者难消。甲辰，戴道光、戴昌兰

观其花叶，俗名蟛蜞菊，捣汁，涂湿疮、水疮，及无名火毒。甲辰，陈文锦

名马兰，俗名蟛蜞菊，载在《纲目》芳草类。乙巳，徐子灵

蒲　姜

蒲姜 石香薷

春生苗，秋作穗开花。高一二尺。

俗名蒲姜，入鸡腹蒸服，可治痧疾。甲辰，潘贞蔚、石家辰

俗名蒲姜，入鸡腹内蒸熟，治痧疾，今人罕用。甲辰，孙景山

俗名蒲姜，同棉花子，入鸡种腹内炖熟，能疗痧疾，其法斯对月服，譬如上月初一得此疾，待至下月初一服此药，用旧老酒为汁，切忌水气。甲辰，戴道光、戴昌兰

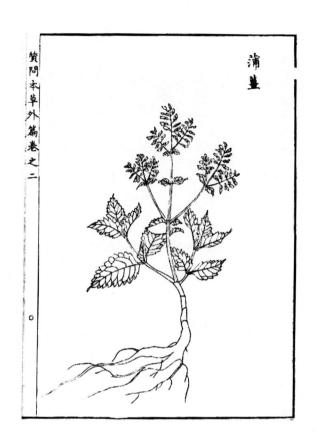

蒲畫

乞食碗

乞食碗连钱草

春生苗，蔓延于篱下。

俗名乞食碗，用七叶为丸，塞鼻中，男左女右，疟作之日，以此截之。甲辰，潘贞蔚、石家辰

117

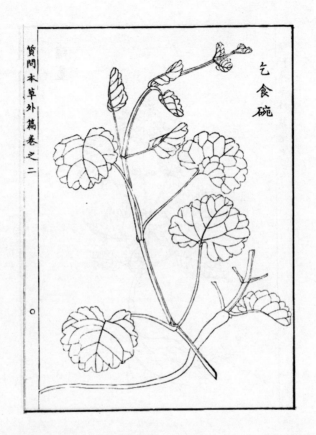

乞食碗

　　俗名乞食碗，患疟疾者，男左女右，用七叶为丸，塞鼻中。<small>甲辰，孙景山</small>

　　俗名乞食碗，善治疟疾，疟未发之前，男左女右，用七叶为丸，塞在鼻中。<small>甲辰，戴道光、戴昌兰</small>

　　系是中国俗名乞食碗，患疟疾者，热多寒少，用十四叶滚一丸，入鼻中。<small>甲辰，陈文锦</small>

118

十 样 锦

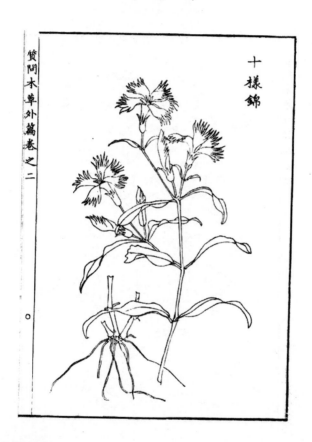

十样锦

十样锦瞿麦

生荒野，春生苗，夏开花，作小骨朵，结小细子。

花名十样锦。甲辰，潘贞蔚、石家辰、孙景山、陈文锦

花名十样锦，种之为玩。甲辰，戴道光、戴昌兰

119

吊 葫 芦

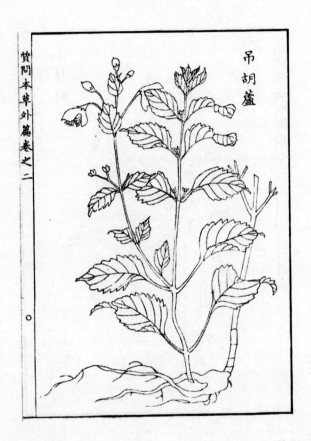

春时宿根生芽，有臭气，秋开花结子。

　　俗名吊葫芦，外科用。甲辰，潘贞蔚、石家辰、孙景山、戴道光、戴昌兰

质问本草外篇卷之二终

120

质问本草外篇卷之三

中山 吴继志子善 辑

犁头草

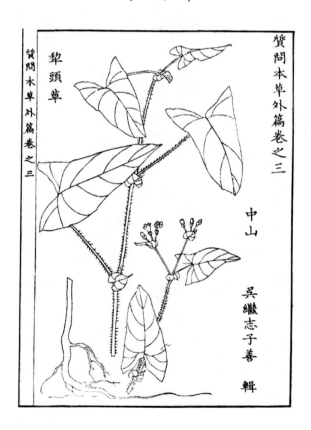

犁头草雀翘一种

生田野，夏开花结子，高一二尺。

俗名犁头草。甲辰，潘贞蔚、石家辰、孙景山、戴道光、戴昌兰、陈文锦

鱼 鳞 草

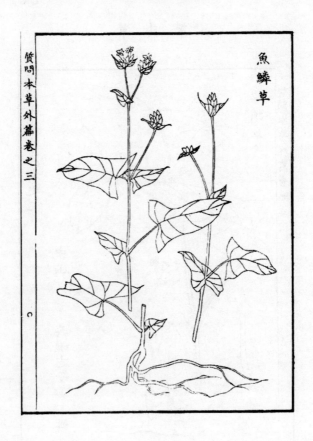

鱼鳞草苦荞麦

生水泽，夏开花结子，高一二尺。

俗名鱼鳞草。甲辰，潘贞蔚、石家辰

俗名鱼鳞草，又名竹菜，熬汁，洗诸疮毒。甲辰，孙
景山、陈文锦

肺 风 草

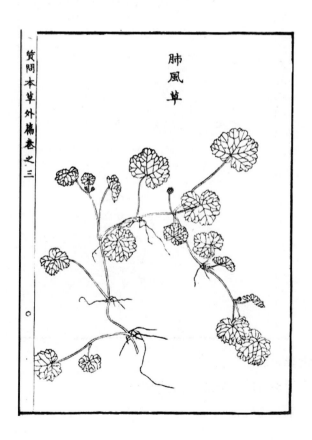

肺风草石胡荽

生阴湿地，春生苗，夏开花结实。

俗名肺风草，性能去风。甲辰，潘贞蔚、石家辰

水　菊

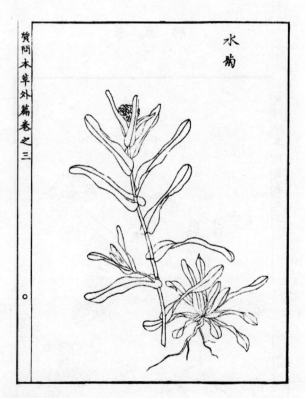

水菊

水菊鼠麴草

辛丑，清舶漂到，拈此种问之。

水菊。陈宜春

124

独 脚 莲

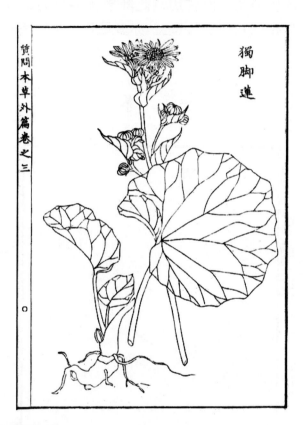

独脚莲橐吾

辛丑，清舶漂到，拈此种问之。

独脚莲。陈宜春

癸卯，清舶漂到，又问之。

独脚莲。徐瞻泰

甲辰，清舶漂到，又问之。

独脚莲。吴永都

俗名独脚莲，外科用，此叶敷无名肿毒，加盐数粒，或米醋少许，捣烂敷之，亦多见效。癸卯，周天章、李旭

撫苐

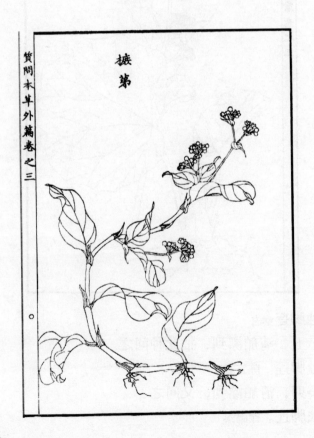

撤茅赤地利

辛丑，清舶漂到，采此种问之。

撤茅。陈宜春

鸡牳刺

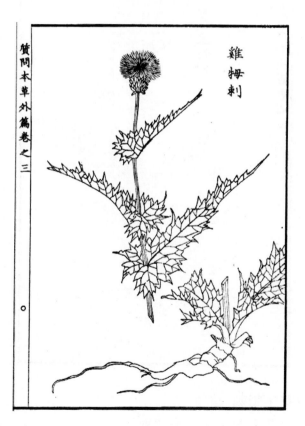

雞牳刺

質問本草外篇卷之三

鸡牳刺薊

辛丑，清舶漂到，采此种问之。

鸡媉剌。陈宜春

白花生媉剌

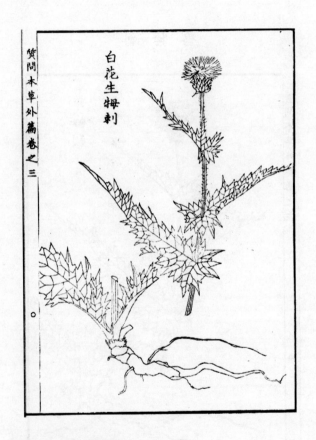

白花生媉剌

白花生媉剌白花蓟

辛丑，清舶漂到，采此种问之。

白花生媉剌。陈宜春

嶂　垂

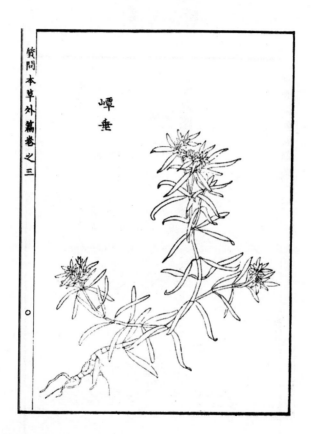

嶂^①垂　佛甲草一种

辛丑，清舶漂到，采此种问之。

---

①　嶂：音沈。

嶂垂。陈宜春

醋菖

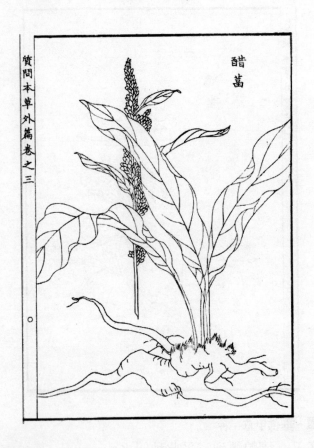

醋菖

醋菖酸模

辛丑之冬，清舶漂到，采此种问之。

醋菖。郑茂庆

130

屋　周

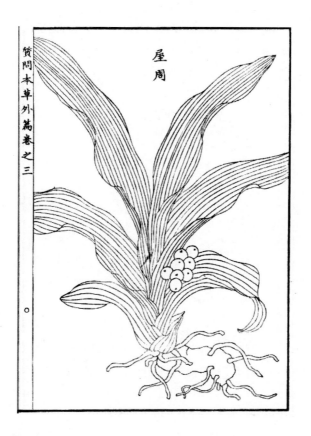

屋周 万年青

辛丑之冬，清舶漂到，指此种问之。

屋周。郑茂庆

野莩

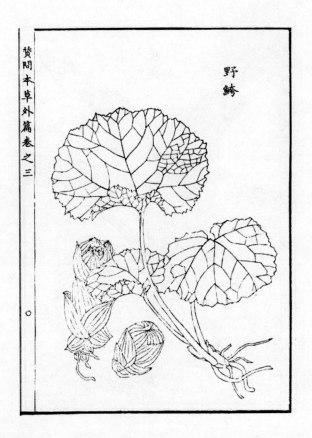

野莩

野莩款冬

辛丑之冬，清舶漂到，采此种问之。

野莩。郑茂庆

132

水　松

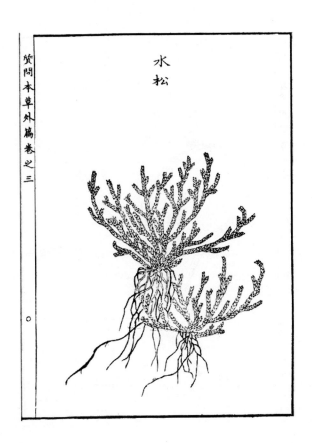

水松卷柏

辛丑之冬，清舶漂到，采此种问之。

水松。郑茂庆

133

珠　兰

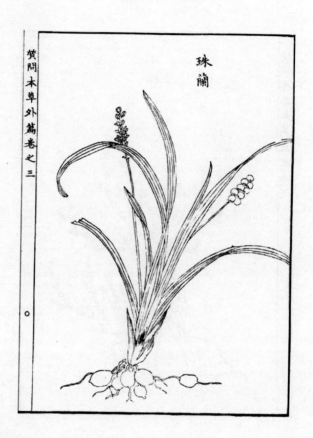

珠兰麦门冬

辛丑之冬，清舶漂到，采此种问之。

珠兰。郑茂庆

134

山 金 桔

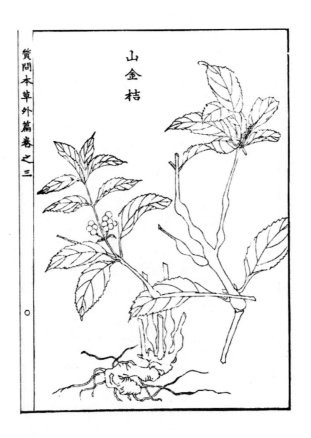

山金桔百两金

辛丑之冬，清舶漂到，采此种问之。

山金桔。郑茂庆

天青地白

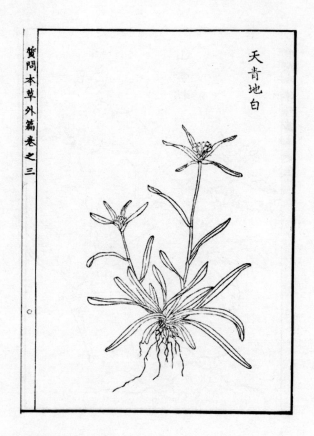

天青地白 毛女儿菜

辛丑，清舶漂到，采此种问之。

天青地白。陈宜春

136

日 日 有

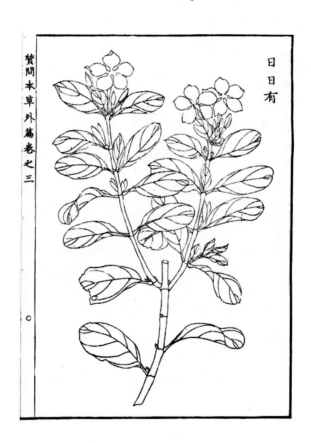

辛丑之冬，清舶漂到，采此种问之。

日日有。郑茂庆

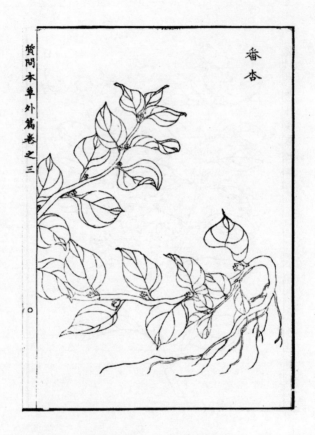

辛丑之冬，清舶漂到，采此种问之。

番杏。郑茂庆

水　焦

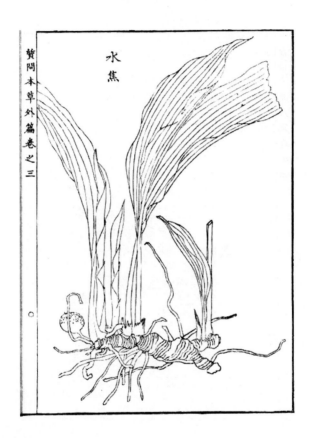

水焦—帆青

癸卯，清舶漂到，采此种问之。

水焦。陆明齐

小　石　积

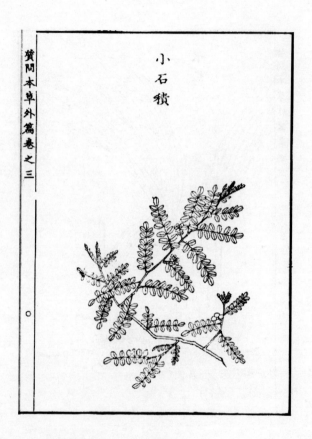

質問本草外篇卷之三

乙巳，清舶漂到，采此种问之。

小石积。高林枝

140

野　曲

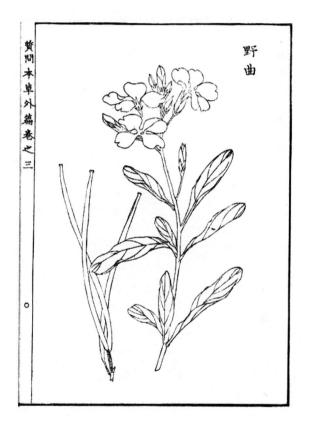

野曲洞庭蓝

乙巳，清舶漂到，采此种问之。

野曲，人家植之，作饼和之，其饼肌肤甚滑，食之
无滞。高林枝。○舌人闻之，高林枝曰：洞庭湖之傍，有一驿亭多
种此种，和饼鬻之，称名品云。

阴午草

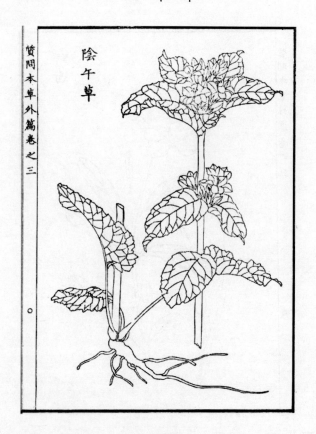

乙巳，清舶漂到，采此种问之。

阴午草，六月伏时采而阴干，产后血运，用之甚
验。高林枝

威灵仙

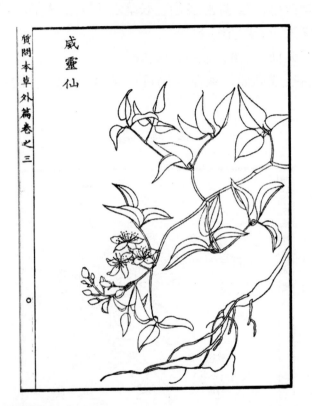

威灵仙大蓼

生荒野中，拖蔓而妥附树木上，七八月开花。

威灵仙，言其性猛神速而名之，根苗花实，形与
《纲目》相符，故采藏不载。用根，味苦，甘温无毒，
入手足太阳经药，疗诸风痛，宣通五脏，腹冷，疢癖，
癥瘕，膀胱蓄血、蓄脓，停经，跌打瘀血，功效和酒服

良。壬寅，陆澍

威灵仙，初生作蔓，方茎，七月内开花，六出，浅紫或碧白色，根稠密多须，长者二尺许，初时黄黑色，干则深黑。壬寅，潘贞蔚

威灵仙。辛丑，陈得功、杨国栋

名唤威灵仙，载在《纲目》。甲辰，戴道光、戴昌兰

栏 路 虎

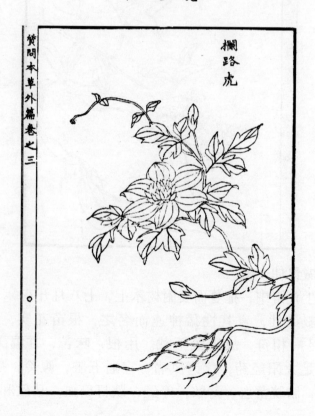

栏路虎铁线莲

蔓延篱落，春生芽开花。

俗名栏路虎，外科用。甲辰，戴道光、戴昌兰

斑 鸠 饭

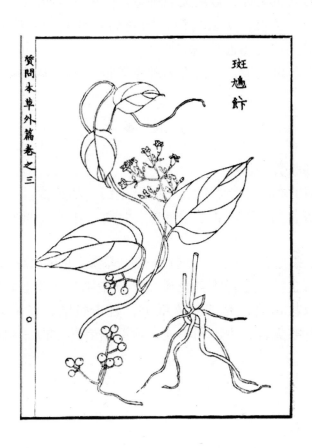

斑鸠饭女青

辛丑，清舶漂到，采此种问之。

主屎藤。陈宜春

春时宿根生叶作蔓，有臭气，夏开花结实，至秋熟。

俗名斑鸠饭，敷治无名肿毒。甲辰，孙景山

俗名苦楝，又云乌饭，因鸠乌好食其子，故号之，外科用。甲辰，戴道光、戴昌兰

土名斑鸠饭，可治无名肿毒等证。甲辰，陈文锦

鸡 胶 莽

鸡胶莽海金沙

春时宿根生蔓着叶，秋叶背生粉，如黄沙。

俗名鸡胶莽。甲辰，潘贞蔚、石家辰、孙景山、戴道光、戴昌兰

名海金沙，载在《纲目》隰①草类。甲辰，徐子灵

海金沙，七月收其全科，于日中晒之小干，以纸衬承，以杖击之，有细沙落纸上，且击且晒，以尽为度。气味甘寒无毒，主治利小便，除湿热诸淋。甲辰，邵元世

---

① 隰：音习，指低湿之地。

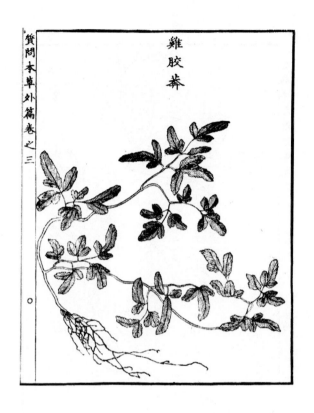

難胶薭

辟荨

辟荨木连

辛丑，清舶漂到，采此种问之。

辟荨。陈宜春

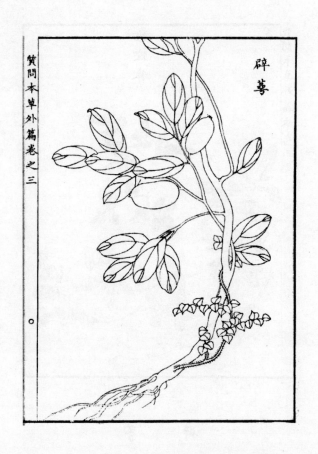

辟荔

质问本草外篇卷之三终

148

质问本草外篇卷之四

中山　吴继志子善　辑

野　葡　萄

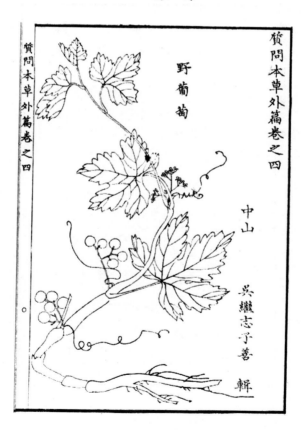

野葡萄紫葛、救荒野葡萄

春生著着叶，夏开花结子，至秋熟。

俗名野葡萄。甲辰，潘贞蔚、石家辰、孙景山、杜敦根、戴昌兰、陈文锦

铺　　格

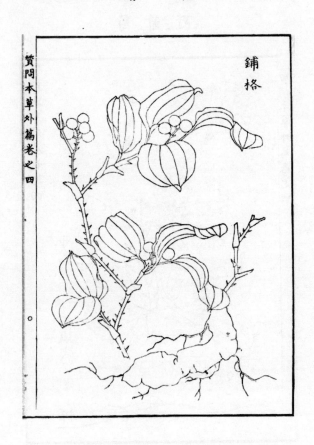

150

铺格菝葜

辛丑，清舶漂到，采此种问之。

铺格。陈宜春

博 落 回

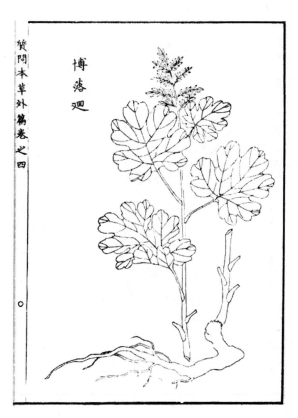

生荒野中，苗高三尺许，五六月开花，八九月结实。

博落回，茎叶如萆麻，茎中空，吹之作声，如博落
回，折之有黄汁，药人立死，不可轻用入口。辛丑，石家辰
博落回，只可作染色用，不堪入药。壬寅，潘贞蔚

土大黄

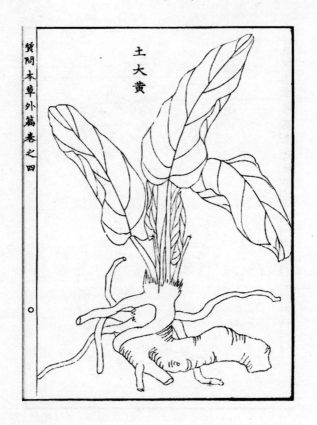

土大黄大黄一种

春生苗，茎高五六寸，微带紫色，九、十月叶枯，

根有黄汁。

土大黄，俗名秃叶菜，乡人作羹，味酸，根有汁而辛。此种是土大黄，治疥癣最效。^{甲辰，陆澍}

乃是片大黄，只由地道之性，总祈酌用。^{癸卯，陈文锦}

土大黄，清热太凉，可敷火毒，全体俱用。^{甲辰，周之良、邓履仁、吴美山}

七 星 子

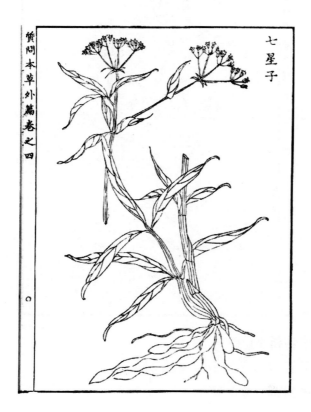

春生苗，六七月开花结实。

俗名七星子。甲辰，戴道光、戴昌兰

猪姆柳

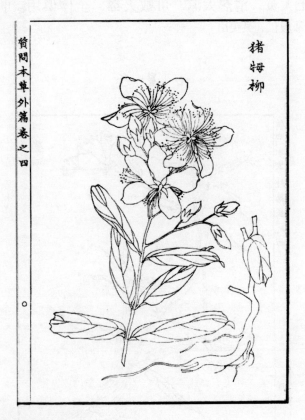

猪姆柳

猪姆柳金丝梅

辛丑，清舶漂到，采此种问之。

猪姆柳。陈宜春

凉伞草

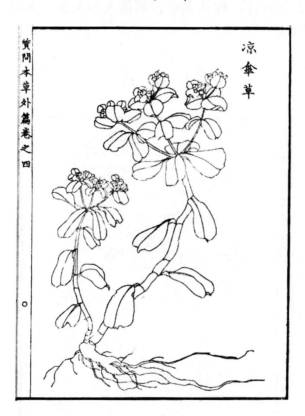

凉伞草

凉伞草 泽漆

生田野，春生苗，二三月开花，至夏苗枯。

俗名凉伞草。甲辰，孙景山、戴道光、戴昌兰、陈文锦

泽漆，气味苦辛，微寒，无毒。主治利大、小便，消水肿。甲辰，邵元世

155

《纲目》载在毒草类，是有毒。徐子灵说。邵元世泽漆
答辞傍，徐子灵书此说。

《本草纲目》称其无毒，其苗人作菜食，无毒可知。
邵元世再校定

土 地 绵

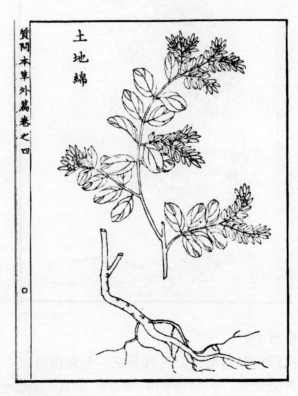

土地绵尧花一种

木高四五尺，春生叶，夏开花。

此一种，其花叶茎根，似与前图稍别，第其根皮，比前图更见绵而有力，似敝处山谷间生，名土地绵之类。其地绵之皮，其性可以炖酒活血，治跌打掷伤等症，余管见未闻。壬寅，陈文锦、李兴成、卢亨春。〇质问帖中，次此种于芫花之后，故有比前图之语。

鸡 㭨 目

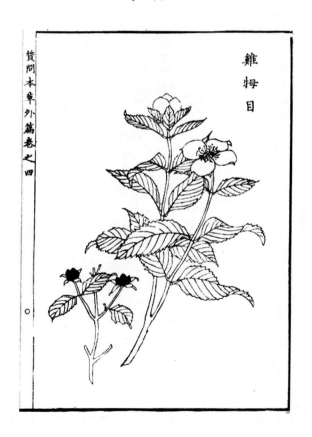

鸡姆目鸡麻

木高三四尺，春开花结实，实秋熟。

土名鸡姆目。壬寅，潘贞蔚、石家辰

杜 敦 根

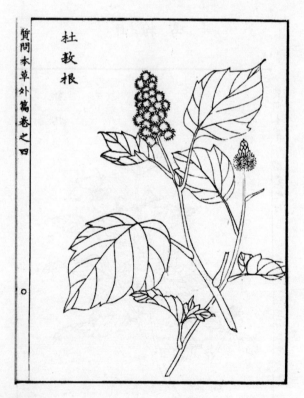

杜敦根楸

木高数丈，春生叶，夏开花结子。

俗名杜敦根，不堪入药。甲辰，孙景山、戴道光、戴昌兰

158

天 竹 果

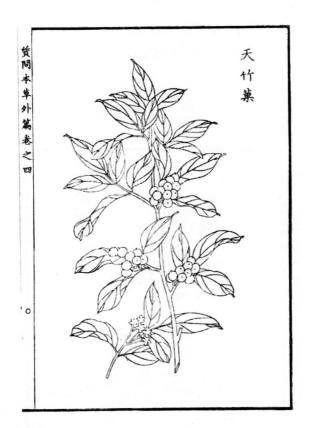

天竹菓

○

天竹果冬青

木高丈余，春开花，其实秋熟，其叶冬月不凋。

俗名真珠凉伞。癸卯，潘贞蔚、石家辰

天竹果。甲辰，戴道光、戴昌兰

此种先生鉴为：俗名真珠凉伞，中山称之冬青树，

159

敢质是非。亦有一种称冬青者，今兹所呈乙巳帖第七十三号种是也，亦敢质。乙巳，再问潘贞蔚、石家辰。所谓七十三号种下别图之。

敝邑呼之冬青树一种，敢质。乙巳，再问陆澍

此乃冬青子也。乙巳，陈倬为代潘贞蔚、石家辰陆澍再查

金 石 榴

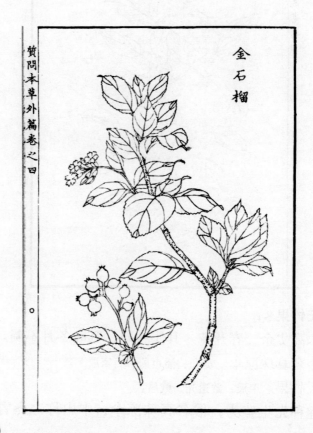

金石榴

質問本草外篇卷之四

辛丑，清舶漂到，采此种问之。

金石榴。陈宜春

水 鸡 花

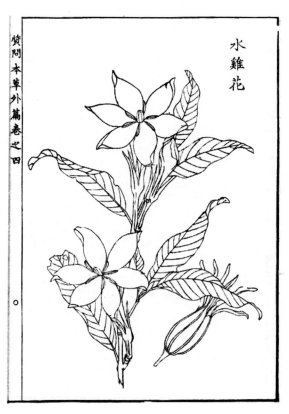

水鸡花山栀

辛丑，清舶漂到，采此种问之。

水鸡花。陈宜春

辛丑之冬，又漂到，亦问之。

水鸡花，又名黄期花。郑茂庆

牛 乳 甫

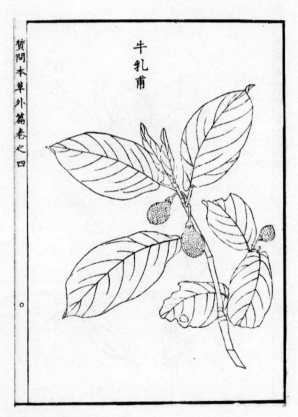

牛乳甫 天仙果

辛丑，清舶漂到，采此种问之。

牛乳甫。陈宜春

162

罗 汉 松

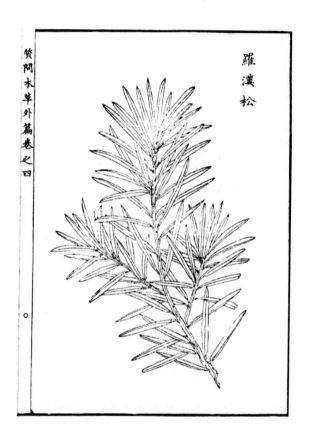

辛丑之冬，清舶漂到，采此种问之。

罗汉松。段焕章

白 江 木

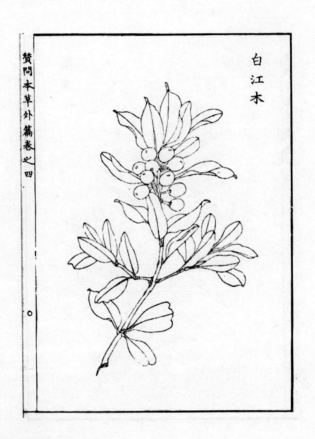

白江木水冬青

辛丑之冬，清舶漂到，采此种问之。

白江木。郑茂庆

164

车尊树

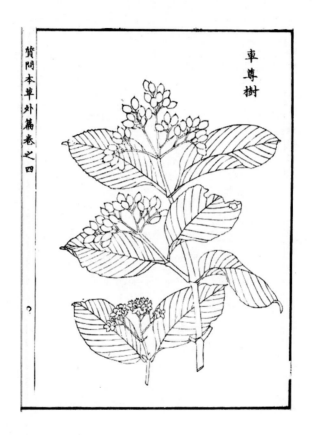

車尊樹

车尊树聚八仙

辛丑之冬，清舶漂到，采此种问之。

车尊树。郑茂庆

枫　树

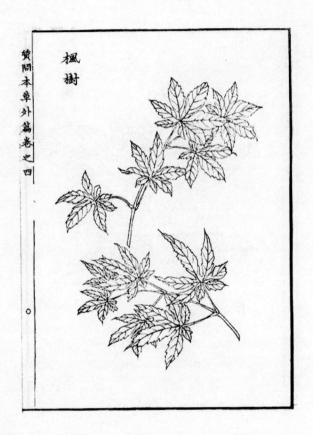

枫

癸卯，清舶漂到，采此种问之。

枫树。崔华年

枫树。蒋嵩三

166

其冬，又漂到，亦问之。

枫树，又名红叶。徐瞻泰

甲辰，漂到，亦问之。

枫树，又名红叶。盛焕文

此种，敝邑称之枫树，多大木，经霜叶尽，皆赤，人种之，以赏其秋色，小者为盆玩，其叶数尖，亦有三尖者，先生定为枫树，则楚辞、唐诗所谓江枫、青枫、丹枫之类，皆与此种同乎？唯疑。按：《本草纲目》、《秘传花镜》诸书，枫实大如鸭卵，或曰圆如龙眼，是似与此种异，附此种之实以质，如为非枫树，则系何名？愿赐明喻。乙巳，问陆澍

细阅此种，是为枫树，实之大小，地之厚薄耳。乙巳，陈倬为代陆澍查

植 楠 树

植楠树桃叶珊瑚

甲辰，清舶漂到，采此种问之。

植楠树。盛焕文

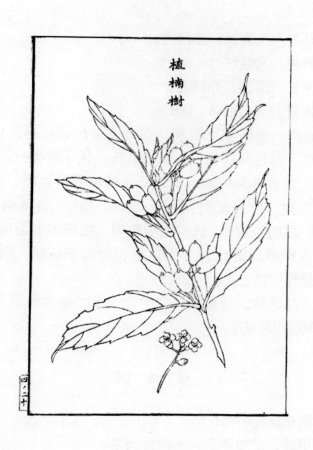

植
楠
樹

四·二十

山躑躅

甲辰，清舶漂到，采此种问之。

山躑躅，即映山红、满山红，去心，花可食。盛焕文

168

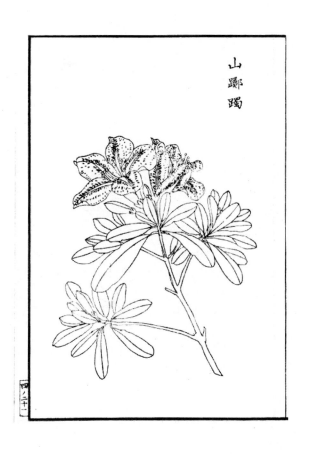

山躑躅

睥巴肉

睥巴肉金剛纂

乙巳，清舶漂到，采此種問之。

睥巴肉。高林枝

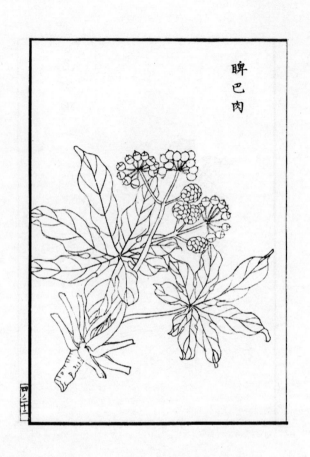

睥巴肉

臭梧桐

　　木高七八尺许，春生叶，夏开花结实，秋熟叶落，其叶有臭气，味苦。

　　凤眼子，俗名臭梧桐，其叶醋浸，贴烂脚臁疮，外科要药，《医林正宗》及《外台》秘方。甲辰，陆澍

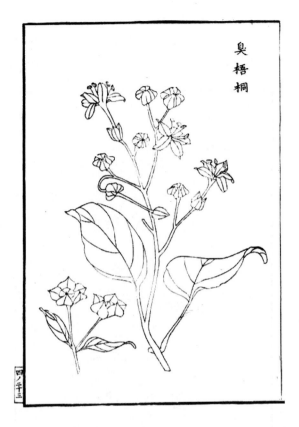

臭梧桐

中山定为臭梧桐，敢待再喻。乙巳，再问潘贞蔚、石家

辰

　　此实为臭梧桐。乙巳，陈倬为代潘贞蔚、石家辰再查。○二
氏既各归乡，游学生以是问之陈氏，故陈有此答。

樱　桃

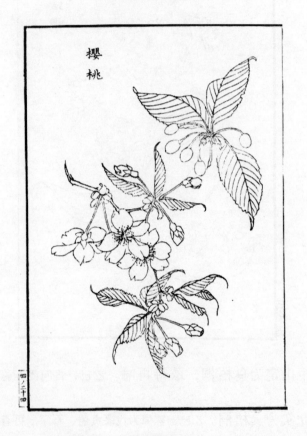

樱桃

辛丑，清舶漂到，采此种问之。

莺桃，此皮有用处，此有数种，此即在山之种。郑
茂庆

癸卯，清舶漂舶，采此种问之。

172

樱桃。<small>崔华年</small>

癸卯之冬，又漂到，亦问之。

樱桃。<small>樱、莺音同。徐瞻泰</small>

甲辰，又漂到，亦问之。

樱树，樱桃树，樱花，樱桃花，一种而有数种，花有各样，淡红白也，有结小子，有不结子。<small>盛焕文</small>

山中有之，木高数丈，春生叶，开五瓣白花，繁英如雪，其实生青熟紫，半熟者朱，其味甘酸，其皮有用。相传曾自披玖岛来，称之樱桃，邦俗植之，赏其花，唯疑王维《樱桃》诗曰：紫禁朱樱，此种熟则紫色，抑与中国樱桃异乎？仰明喻，如为非樱桃，系何名，且中国称山樱桃者，与此种同类乎？并赐明喻。<small>乙巳，问陆澍</small>

此是樱桃，当其初熟之时，色带浅红，及其中熟之候，色则鲜红，迨至末熟之际，色微紫矣。<small>乙巳，陆澍</small>

野茴香

木高数丈，春开花结实，至秋熟。

野茴香，非产于蜀中者，不堪入药。<small>甲辰，孙景山、陈文锦</small>

舶茴香，一名八角茴香，气味辛平，无毒。主治补火，祛诸冷气。<small>乙巳，邵元世</small>

形似大茴香，一名八角茴香。<small>乙巳，徐子灵</small>

兹质实是大茴香，载在《本草纲目》荤辛类，可

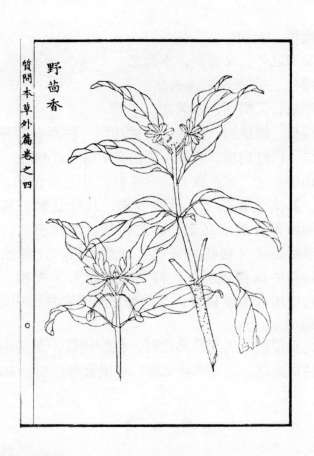

質問本草外篇卷之四

野茴香

稽。徐子灵再校定

　　继志尝客于萨摩之日，遇善西蛮语者，其人曰：安
永丙申游长崎，从蛮医某，请官而采药近郊，蛮偶指此
种云：此是茴香也。向清全魁周煌为册封，使于我，时
从官中有制大茴香者，亦认此种曰：此即大茴香。邦人
某从之，得其法，乃采此种制之，与贾舶载来者，功形
全同。又榨其核为油，腻有香气，令发滑泽，能杀虫，

螽蝗为灾，亦用此除之，某子照喜名相嗣能之。今以此二件参于孙、陈、邵、徐之所见，充莽草之说，却堪可疑，他日鉴评全定，则选之内篇。

枥

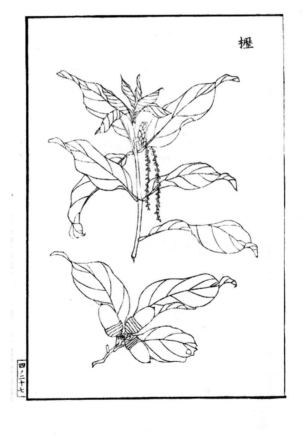

枥楮树

甲辰，清舶漂到，采此种问之。

枥有二种，一名黄土枥，一名白枥。盛焕文

石 即

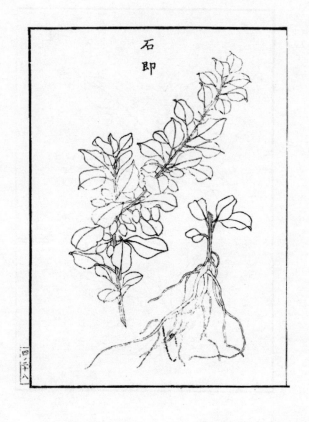

石即小檗

木高二三尺，春生叶、开花、结实，至秋熟。

俗名石即。甲辰，潘贞蔚、石家辰

俗名石即，又名野米酥。甲辰，孙景山

敝地名作野米酥。甲辰，戴道光、戴昌兰

俗名野米酥。甲辰，陈文锦

檗木，俗名写柏木，又称黄柏木，皮同用。檗木有二种，有皮黄木黄者，有皮白木黄者，此是小檗，木黄皮白。功用相仿，气味苦寒无毒，主治疗脏腑诸火及诸疮火。甲辰邵元世

名小树檗木，寡入药饵，不过治口疮而已。甲辰，徐子灵

稽《本草纲目》乔木类可知。徐子灵再校定

质问本草外篇卷之四终

质问本草附录

中山　吴继志子善　辑

荔　枝

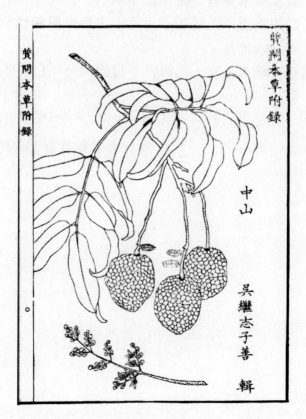

树高一二丈，叶似冬青排生，四时不凋。春发穗，开细花，青白色，花后结子，六七月之交熟大，径寸许，十数攒生，形不正圆，壳如初生松球，初青渐红，去壳而食瓤，洁白如凝脂，味甘香而多液，实果之最美者也。闻出闽中者，有三十余品，其名称亦各异矣。然本土所产者，才不过一二种，大抵果采取，经二日则色味俱变，此果殊甚矣。故收之者连本枝剥取之，核大于莲子而褐色，下之易生。

龙　　眼

叶如荔枝，亦经冬不凋，树颇高耸，初夏梢上开细黄白花，七月子熟，每朵十四五颗，作穗形，正圆，大如弹丸，壳青黄色，瓤薄于荔枝而白色，有浆甘如蜜，核似枇杷坚实，采子焙干，涂郁金末，可以饷远，谓之龙眼锦。产本土者，比闽广者肉薄，香味亦少，劣矣。凡果之美者荔枝，亚之为龙眼，故有荔枝奴、亚荔枝等名也。性畏寒，往年天甚寒大降霜，诸家园树为之咸枯，其明年根际萌蘖，今则郁郁畅茂，暑月清阴，圃人多由焉。

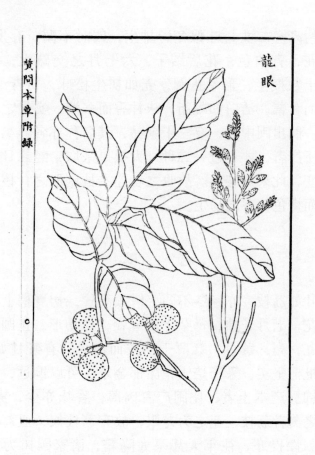

橄　榄

　　树似无槵子①树，而枝条高耸，叶六七排生，翠绿
可爱，二月开细黄花，八月结实，状如长枣两头尖，已

----

　　①　无槵子：即无患子，落叶乔木，俗称"菩提子"。

熟青色，核亦两头尖而有棱。味苦酸涩，有微香，蜜渍者，颇甜美，又盐藏，皆可以致远，生食或煮汁饮之，能消毒，殊解鲦鲐①及一切鱼鳖毒。

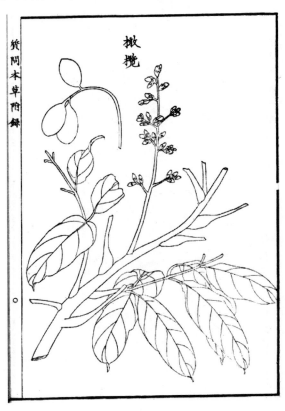

①　鲦鲐：音侯台，为河豚之别名。

枳

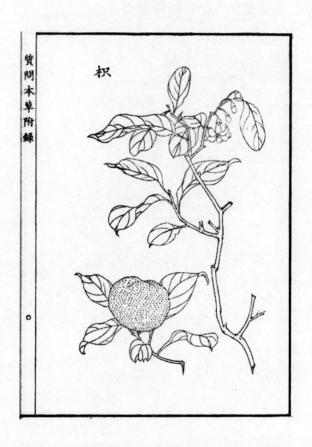

枳

　　木如橘，而大叶似橙，茎有刺，季春生白花，花落结子，至冬黄熟，味酸苦不可食，七八月之间，子未熟时采之，以竹刀横截之，曝干收贮，忌用铁器。其皮厚而紧实，状为翻肚盆口，气味效用一与汉产者无别。

182

使 君 子

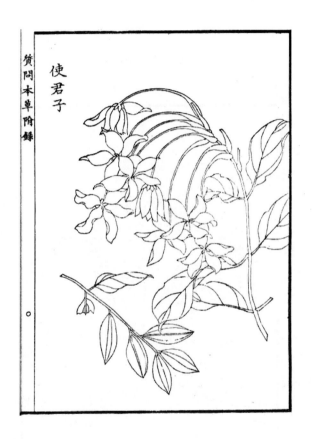

使君子，一名留水子，藤大如指，绕树而生，叶长二寸许，两两相对，三月开花，一朵二十余花，各有蒂，其花单瓣五出，初淡红色，后变深红，袅袅有海棠

之情态，子大如拇指，长寸许，五棱而两头尖，绝类栀
子壳，嫩则青黄，老则紫黑。医家连壳用之，以为治婴
艾病之药。

梯　沽

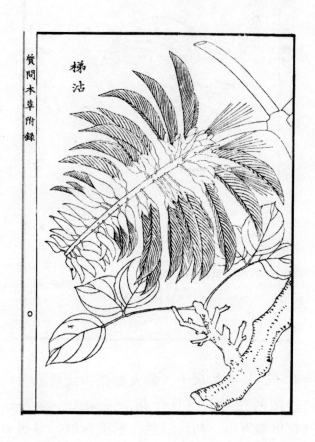

梯沽琉球土名

本土及诸岛多产之树，极高大，前花后叶，而每叶作品字形，四月始花，每枝直抽，长尺许，攒花数十朵，朵长三四寸，状似赪①桐花而有须，开于下而至于末，山谷殊多，望之殷红如烧空。梯沽，本土名，有音无字，徐葆光、周煌俱书曰"梯沽"，盖取方音也，今用之。

按：嵇含《南方草木状》云"九真有刺桐，布叶繁密，三月开花，赤色，照映三五房，凋则三五复发。"又屈大均《广东新语》云"刺桐花，形如木笔，开时烂若红霞，风吹色愈鲜红艳，无一叶间之者"，即是也。

蒲　桃

树高丈余，花如冠蕤，实内虚，核当处处，其味甘香，盖闽书《南产志》所谓菩提果者，亦或乃是欤。往有浙江人漂到者，指之曰名高梨甫。

---

① 赪：音撑，浅红色也。

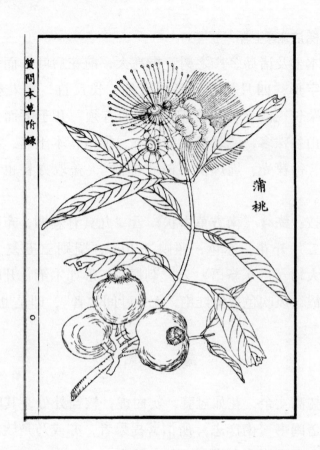

蒲
桃

黄　　枇

　　树高七八尺，夏结子，状似鸡蛋，而大如金橘，至六七月熟。其味酸甘，福州人好食之，人家园圃内间植之。

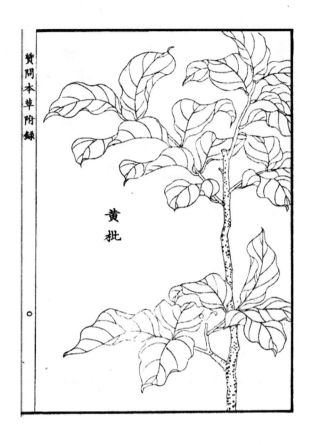

黄批

文 旦

枝干扶疏，花叶与香栾无别，子大，径五六寸，皮外黄内淡红，肤稍滑，而味甘酸，美于香栾。初得种于浙江之舶，今处处蕃植矣。朱佩章《偶纪》云："福建福州出文旦，而美柚也者"，即是也。

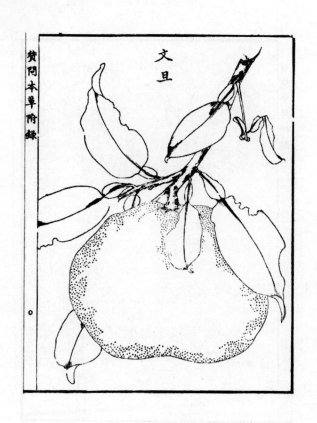

玉　蕊

玉蕊_{大岛土名}

多生川泽，枝条颇作蔓倒垂，长四五尺，嫩条紫色，叶似枇杷而阔大，夏初出穗开花，花无瓣，止白须，黄药子状，如橄榄，两头尖，而黯赭色有棱，邦人谓之佐和藤。

按：周文忠公《玉蕊辨证》跋语云"唐人甚重玉

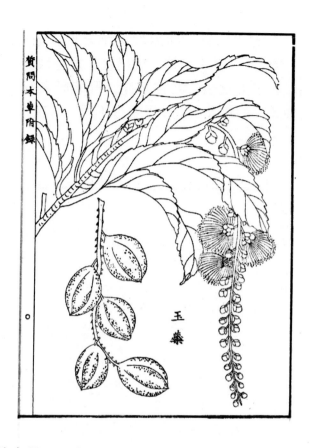

玉蕊

蕊，故唐昌观、集贤院、翰林院皆有之，非凡境也。往
因亲旧自镇江招来，远致一本，条蔓如荼蘼①，冬凋春
茂，柘叶紫茎，再岁着花，久当成树，花苞初甚微，经

① 荼蘼：音图迷，落叶小灌木，即木香。

月渐大，暮春出八须，如冰丝上缀金粟，花心复有碧箭①状，类胆瓶，其中别抽一英出众，须上散为十余蕊，犹刻玉然，玉蕊之名，乃在于此，群芳所未有也。"古人爱玩如此，而邦人不识，漫看过不顾，可叹耳！

巴 豆

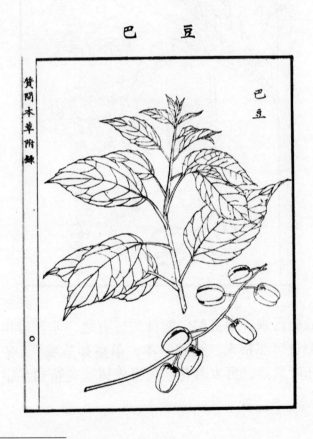

① 箭：音筒，小木棍，中空，寸许，内塞棉，浸以水或蜜，插花其中，久不枯，旧时妇人戴在头上为装饰。

树高一二丈，叶形似烟草而小，长三四寸，阔二寸许，有纵理，不甚厚，四月梢头出穗，开细花，淡黄色，六月结实作房，生青熟黄，老则房自分折，中贮三四子，状若海松子而色黄，壳薄，下之易生。新者最峻下，入药宜择陈者。

金 连 子

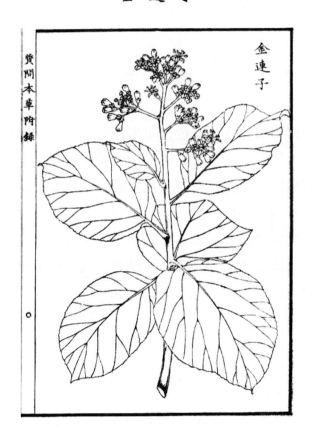

191

枝干若柿，高丈许，而皮粗厚，有裂纹，春生叶，形似荚蒾①，叶面绿色，稍糙涩，背连茎有白茸毛，四月梢上擢穗簇，攒小白花，其状筒瓣五出，心有须，须端各具黄药苞，将绽，微带淡黄色，既开则纯白，秋结实，大如指头，数颗连缀，生青熟赭，黄材似榉，而坚美也。曩清舶来中有识之者，尝目之曰"金连子"，亦有一种，止叶薄而尖，其他皆不差。

木 棉 树

树似梧桐，枝干绿色，间有黯赭及灰白之驳斑，高者数丈，叶互生，其状五叶攒于一蒂，略如大麻，叶面绿，背粉白，春先叶生蕾，花六瓣，颇类辛夷，而深红色，心有黄蕊，角若槟榔，大熟则自分折，吐绵翻空如雪，然性粗松，可絮而不可织绵，中孕核似梧子，黑色有痦瘰，落地乃生，又插枝最易活，虽或倒插之，亦能活矣。

---

① 荚蒾：音夹迷，树名，灌木，高三米，生山野。

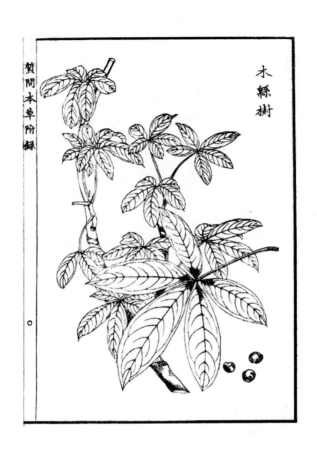

木綠樹

醋　甲

　　树类黄环，矮小多枝而不蔓延，三四月生叶，亦似黄环，圆而微厚，六七月每梢挺出穗，尺余许，数花攒生焉，状若胡枝，花深紫色，中心有黄点，花谢结角，绝似苦参，荚而每角贮四五子，霜降之后，叶咸落矣。

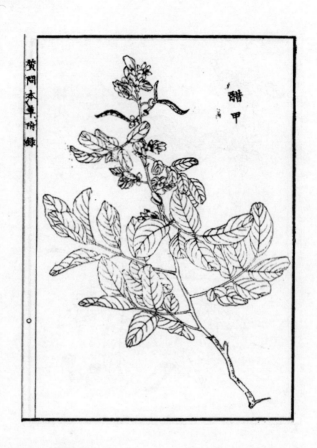

春宜下子、插枝。

金 合 欢

木本矮小，三月生，叶似合欢叶细，每枝间及叶根有双刺，比蜀椒刺最锐，六七月之交抽嫩条，至于冬生蕾焉，初绿色，已开深黄色，状如黑豆大，而纤毛茸

194

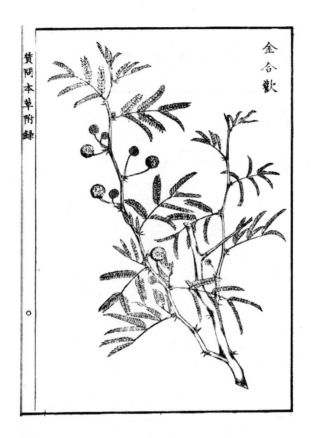

金合歡

茸，宛肖治耳器矣。仍仔细视之，有萼六瓣，纤毛出自其中，而毛端点缀黄粉数十，百萼重叠聚会，竟作一毬者也，毬谢而结小荚。性最畏寒，严冬叶悉脱，根可染绛。

　　按：《续修台湾府志》云"莿毬花"一名，消息花者是也。

番 石 榴

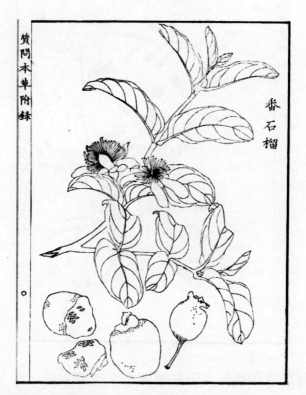

　　《续修台湾府志》引《台湾志略》云："番石榴俗名莉仔芨，郊野遍生，花白颇香，实稍似树，虽非佳品，台人食之，味臭且涩，而社番则皆酷嗜焉。"本土罕有之，邦人莫或茹子者。经觪按：树疑"楙[1]"字

———————————

　　[1]　楙：音茂，果木名，即木瓜。

桄榔

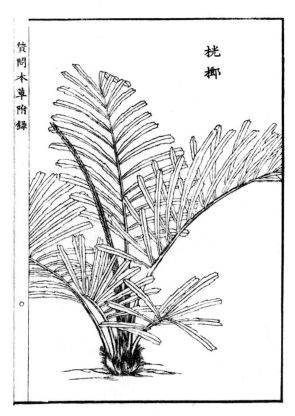

桄榔

資問本草附錄

　　山谷遍生，高丈余，无枝，茎最长大四布，其状夹茎叶排列如鸟翼，质似椶叶，而坚韧，干有黑毛，较椶毛颇刚劲，可以为索，得咸水更愈韧矣，是以巨舶皆用之。春树头生穗，着花色淡黄，团团类鱼子，后结子大如川楝子，黯褐色，每穗不下数百颗，材坚硬而有纹理。

197

蒲 葵

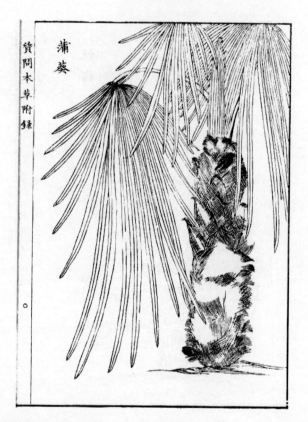

随地酷，多形状，一与枡榈①无别，止干洪大直耸，叶长稍薄，其端倒垂而已。邦人采嫩叶，沤灰汁，制蓑衣及扇笠，可以供清玩。

---

① 枡榈：音冰侣，即棕榈。

凤　梨

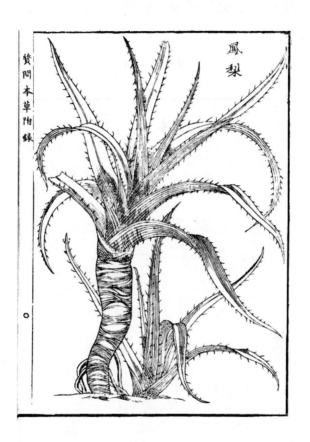

凤梨，一名黄梨，徐氏谓之"阿咀呢"，树高丈许，枝条扶疏，皮灰白色，有横纹，叶似万年青而长，周边及叶心一道有刺，每梢顶辄三叶攒生，参差如凤尾，花白若莲，瓣长数寸，实类甜瓜，淡黄，肤起钉头，纹皆

六棱。擘之食，味甘酸，清芬袭人。凡木有雌雄，雄者有花而无子，雌者无花而有子，子著心之处，有粗毫，可以代笔用，福州俗呼做木生毫，根须可綯^①索。

姜竹

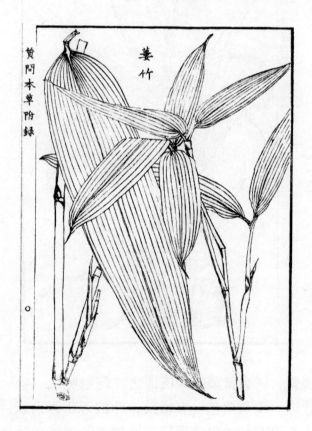

---

① 綯：音桃，纠绞意。

高八九尺，身如箭干而坚实，叶长一尺六七寸，阔五六寸，生笋自春至秋，然三四月之交为最盛矣。性良味美，可以充馔，叶可以作帆，是箭竹之大叶者也。

报岁兰

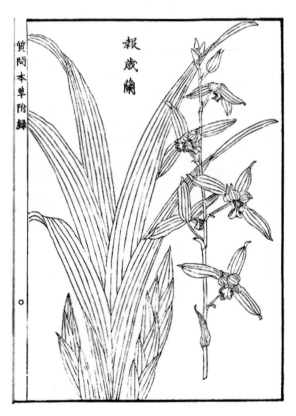

　　山阴自生，即建兰之流，亚也，叶长殆三尺，广仅二寸，严冬抽茎，高出于叶上，一箭七八朵，方立春日

始花矣，蜡瓣鲜丽，心有朱砂点，幽芳馥郁，特浓于春晨，报岁之名盖原于此矣。

按：《闽书》"拜节兰"、《广东新语》"贺正兰"，或俱一物也。

屈 子 花

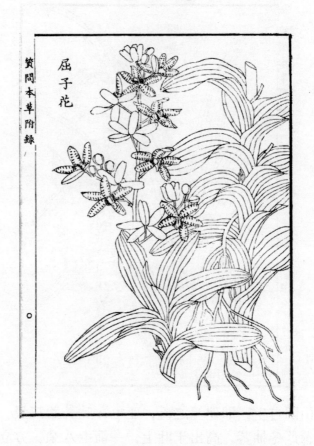

闵崔瞿《粤述》云："石上生一种黄花，三四月间，倒挂高岩之下，远望如金铺，可喜，取植轩砌，次年仍复璀璨，其花宛一小金莲，而蕊际黄绒，蒙茸如绣其枝干，似木贼而大节，间另生枝叶，叶如百合，两两排比，抱裹节上，枝末又生细根如葱须，一似寄生者，土人名屈子花，余考为金莲花。"今我中山入面地方产一种草，高四尺许，叶两两排生，春开黄花，背淡面浓而红点鲜明，俨兰花之态矣，经久不残，故邦俗呼之"寿兰"，一名"入面兰"，形状悉符闵氏所说。

质问本草附录终

质问本草附录跋

　　《质问本草》书上梓既成，萨世子麟洲君使贞文跋其尾，贞文固非博物之徒，然性好赭鞭之学，苟得一草一木，则征诸本草及花经学谱，又广询先辈名士，寻访折衷，得其说而后止，尔来三十年汲汲孳孳，殆如饮食之于饥渴，以故辱世子知也。窃闻是书之成，鉴定者之人说合则采之，二人虽合，一人稍违则不登焉，盖其辨驳论究之至，实为赭鞭家之琭函矣，贞文不觉为之击节叹美矣。萨侯世承大藩，琉球诸岛皆为附庸，则其物产之夥，非他邦之比，而其采择之精研，穷之密固，不待贞文之辈赞称也。况贵胄名家之序跋，后先相映，复何所述？但其辱爱之笃，有不可固辞者，因书之以报盛意云。

天保丙申岁八月吉
设乐贞文敬跋
男贞温薰沐拜书

书《质问本草》后

藩府药园署旧藏《质问本草》八卷，附录一卷，中山学士吴继志所撰也，其书虽非典雅，亦足以识清俗之称谓。辨药性之良毒，审主疗之补泻，使饮食者知有所取舍，而所收录仅二百余种，彼中之产岂啻尽于此者乎哉？读者颇为遗珠之憾矣。向安永末年，继志来寓，于藩府村田经韬劝之而不止。于是继志慨然，始有质问之念，如是则经韬实与有力且采收分其劳，绘画资其赀，亦不鲜焉。近我世子麟洲君，绍曾祖考之遗志，将梓以颁于封内，令臣愿裁之，今兹丁酉秋剞劂①。既奏功，噫，此书之成，可谓根基于经韬，树立于继志，而世子能培植之矣。愿尝闻继志晚年有再质之举，而不幸下世，其子承成嗣业弗懈，更往复数年，亦著《续质问本草》若干卷，惜哉，其书未致焉。如果然则，必有他日

---

① 剞劂：音机决，雕版印书意。

齐来之时，乃得与此编并行，殆当为全璧，姑俟航载。

天保丁酉秋八月望日

侍医　臣曾愿谨识

发兑

日本桥通壹町目　须原屋茂兵卫

日本桥通二町目　山城屋佐兵卫

芝神明前三岛町　和泉屋吉兵卫

出版说明

中医古籍文献是中医药学继承、发展、创新的源泉，然而，中医古籍文献的整理研究工作，特别是对珍本古医籍全面系统的挖掘、整理研究工作一直较为薄弱。所以，《中医药事业发展"十一五"规划》明确提出："系统开展文献整理研究，重点对 500 种中医药古籍文献进行整理与研究。"基于此，我社策划了"100 种珍本古医籍校注集成"项目，重点筛选出学术价值、文献价值、版本价值较高的 100 种亟待抢救的濒危版本，珍稀版本以及中医古籍中未经整理排印的有价值的，或者有过流传但未经整理或现在已难买到的版本，进行点、校、注的工作，进而集成出版。

珍本古医籍整理出版是中医药继承创新的基础，是行业发展的必需。对中医古籍文献的整理出版工作既可以保存珍贵的中医典籍，又可以使前人丰富的知识财富得以充分的研究与利用，广泛流传，服务于现代临床、科研及教学工作。为了给读者呈献最优秀的中医古籍整理作品，我社组织权威的中医文献专家组成专家委员会，选编拟定出版书目；遴选文献整理者对所选古籍进行精心校勘注释；成立编辑委员会对书稿认真编辑加工、校对。希望我们辛勤的工作能够给您带来满意的古籍整理作品。

"100种珍本古医籍校注集成"项目得到了国家中医药管理局、中国中医科学院有关领导和全国各地的古籍文献整理者的大力支持，并被列入"十二五"国家重点图书出版规划项目。该项目历时两年，所整理古医籍即将陆续与读者见面。在这套集成付梓之际，我社全体工作人员对给予项目关心、支持和帮助的所有领导、专家、学者表示最真诚的谢意。

中医古籍出版社

2012 年 3 月